中医临床实用经典丛书

格致余论 局方发挥
金匮钩玄

元·朱震亨◎撰

大字版

U0786556

中国医药科技出版社

图书在版编目(CIP)数据

格致余论　局方发挥　金匮钩玄／（元）朱震亨撰．—北京：中国医药科技出版社，2018.6

（中医临床实用经典丛书：大字版）

ISBN 978-7-5067-9963-8

Ⅰ.①格…　Ⅱ.①朱…　Ⅲ.①医论-中国-元代　Ⅳ.①R249.47

中国版本图书馆 CIP 数据核字（2018）第 017218 号

美术编辑　陈君杞

版式设计　锋尚设计

出版　中国医药科技出版社

地址　北京市海淀区文慧园北路甲 22 号

邮编　100082

电话　发行：010-62227427　邮购：010-62236938

网址　www.cmstp.com

规格　710×1000mm 1/16

印张　10¾

字数　103 千字

版次　2018 年 6 月第 1 版

印次　2018 年 6 月第 1 次印刷

印刷　三河市百盛印装有限公司

经销　全国各地新华书店

书号　ISBN 978-7-5067-9963-8

定价　18.00 元

版权所有　盗版必究

举报电话：010-62228771

本社图书如存在印装质量问题请与本社联系调换

内容提要

《格致余论》

《格致余论》因“古人以医为吾儒格物致知一事”而名。

全书共一卷，共载论文四十余篇，包括内、外、妇、儿各科以及脉法、养生、优生等理论，内容颇丰。朱震亨著名的论文《阳有余阴不足论》《相火论》均见于此，所以《格致余论》被公认为是反映朱震亨医学思想的代表著作。本书成书于1347年，目前国内可见版本有元刊本，明正德间刊本，东垣十书本，古今医统正脉全书本，1954～1956年人民卫生出版社影印本等16种。

本次整理所选底本为元刊本。

《局方发挥》

宋代官方编纂之《太平惠民和剂局方》多为辛香燥热之剂，流行甚广，弊端甚多。对此，主张辨证施治、滋阴降火的朱震亨，结合自己的临床心得，力辟《太平惠民和剂局方》的不妥之处，著成《局方发挥》。全书共一卷，以问答形式，列31条，对《局方》之方剂进行了剖析，阐发医论，论述精当，是反映朱震亨理论主张与临床经验的重要著作。此书刊行后，影响很大，使《局方》造成的流弊积习得以匡正。目前国内所见版本有元刻黑口本，明代梅南书屋刻本，东垣十书本，古今医统正脉全书本，1956年人民卫生出版社影印本等16种。

本次整理所选底本为元刻黑口本。

《金匮钩玄》

本书共三卷，题朱震亨撰，戴元礼校补。卷一、二论述中风、六郁、水肿、自汗、心痛、咳血等内科病证百余种，卷三论述经水、血崩、带下赤白等妇科病证十六种和吐泻黄疸、急慢惊风、疳病等小儿病症二十一种，每论先阐释病证特点、发病机制，次列辨证治法和证治方药。另外，附录《火岂君相五志俱有论》《血属阴难成易亏论》等医论六篇。

本次整理选用明代慎修堂刊本为底本。

出版者的话

中医学是中国优秀文化的重要组成部分，传承发展中医药事业是适应时代发展要求的历史使命。中医古籍经典是中医药学发展的根基，中医临床则是其长久发展的核心力量。传承中医，要从读经典入手，文以载道，“自古医家出经典”，中医传统思维尽在于医籍，因此经典要读。临床医学关键在“用”，涉及临床实用的医籍也要读，吸纳先贤行医经验，切于临证，方可学以致用。因此，“经”与“用”，二者皆重。

以“经”“用”并重为原则，我社特整理出版了“中医临床实用经典丛书”。本套丛书共计45种，其所选书目涵盖了历代医家推崇、尊为必读的经典著作，同时侧重遴选了切于临床实用的医著作品。为方便读者诵读，特将本套丛书设计为大字版本，行格舒朗，层次分明。

本次整理，力求原文准确，每种古籍均遴选精善底本，若底本与校本有文字存疑之处，择善而从。整理原则如下。

1. 全书采用简体横排，加用标点符号。底本中的繁体字、异体字径改为规范简体字，古字以今字律齐。凡古籍中所见“右药”“右件”等字样中，“右”均改为“上”。

2. 凡底本、校本中有明显的错字、讹字，经校勘无误后予以径改，不再出注。

3. 古籍中出现的中医专用名词术语规范为现通用名。如“藏府”改为“脏腑”，“荜拔”改为“荜茇”，“旋复花”改为“旋覆花”等。

4. 凡方药中涉及国家禁猎及保护动物（如虎骨、羚羊角等）之处，为保持古籍原貌，未予改动。但在临床应用时，应使用相关代用品。

希望本丛书的出版，能够为诵读医籍经典、切于临床实用提供强有力的支持，为培养中医临床人才贡献一份力量。在此过程中，我们也期待读者诸君的帮助和指点。

中国医药科技出版社

2017年10月

总 目 录

格致余论

元·朱震亨◎撰

序

《素问》，载道之书也。词简而义深，去古渐远，衍文错简，仍或有之，故非吾儒不能读。学者以易心求之，宜其茫若望洋，淡如嚼蜡。遂直以为古书不宜于今，厌而弃之，相率以为《局方》之学。简有读者，又以济其方技，漫不之省。医道隐晦，职此之由，可叹也。震亨三十岁时，因母之患脾疼，众工束手，由是有志于医，遂取《素问》读之，三年似有所得。又二年，母氏之疾，以药而安。因追念先子之内伤，伯考之瞀闷，叔考之鼻衄，幼弟之腿痛，室人之积痰，一皆殁于药之误也。心胆摧裂，痛不可追，然犹虑学之未明。至四十岁，复取而读之。顾以质钝，遂朝夕钻研，缺其所可疑，通其所可通。又四年，而得罗太无讳知悌者为之师。因见河间、戴人、东垣、海藏诸书，始悟湿热相火为病甚多。又知医之为书，非《素问》无以立论，非《本草》无以立方。有方无论，无以识病，有论无方，何以模仿。夫假说问答，仲景之书也，而详于外感；明著性味，东垣之书也，而详于内伤。医之为书，至是始备，医之为道，至是始明，由是不能不致疑于《局方》也。《局方》流行，自宋迄今，罔间南北，翕然而成俗，岂无其故哉！徐而思之，湿热相火，自王太仆注文，已成湮没，至张李诸老，始有发明。人之一身，阴不足而阳有余，虽谆谆然见于

《素问》，而诸老犹未表章，是宜《局方》之盛行也。震亨不揣芜陋，陈于编册，并述《金匮》之治法，以证《局方》之未备，间以己意附之于后。古人以医为吾儒格物致知一事，故目其篇曰《格致余论》，未知其果是否耶？后之君子，幸改而正诸。

饮食色欲箴序

传曰：饮食男女，人之大欲存焉。予每思之，男女之欲，所关甚大，饮食之欲，于身尤切，世之沦胥陷溺于其中者，盖不少矣。苟志于道，必先于此究心焉。因作饮食、色欲二箴，以示弟侄，并告诸同志云。

饮食箴

人身之贵，父母遗体，为口伤身，滔滔皆是。人有此身，饥渴荐兴，乃作饮食，以遂其生。眷彼昧者，因纵口味，五味之过，疾病蜂起。病之生也，其机甚微，馋涎所牵，忽而不思。病之成也，饮食俱废，忧贻父母，医祷百计。山野贫贱，淡薄是谙，动作不衰，此身亦安。均气同体，我独多病，悔悟一萌，尘开镜净。曰节饮食，《易》之象辞，养小失大，孟子所讥。口能致病，亦败尔德，守口如瓶，服之无斁。

色欲箴

惟人之生，与天地参，坤道成女，乾道成男。配为夫妇，生育攸寄，血气方刚，惟其时矣。成之以时，接之以时，父子之亲，其要在兹。眷彼昧者，徇情纵欲，惟恐不及，济以燥毒。气阳血阴，人身之神，阴平阳秘，我体长春。血气几何，而不自惜，我之所生，翻为我贼。女之耽兮，其欲实多，闺房之肃，门庭之和。士之耽兮，其家自废，既丧厥德，此身亦瘁。远彼帷薄，放心乃收，饮食甘美，身安病瘳。

目 录

阳有余阴不足论

人受天地之气以生，天之阳气为气，地之阴气为血，故气常有余，血常不足。何以言之？天地为万物父母，天，大也，为阳，而运于地之外；地，居天之中为阴，天之大气举之。日，实也，亦属阳，而运于月之外；月，缺也，属阴，禀日之光以为明者也。人身之阴气，其消长视月之盈缺，故人之生也，男子十六岁而精通，女子十四岁而经行。是有形之后，犹有待于乳哺水谷以养，阴气始成，而可与阳气为配，以能成人，而为人之父母。古人必近三十、二十而后嫁娶，可见阴气之难于成，而古人之善于摄养也。《礼记》注曰：惟五十然后养阴者有以加。《内经》曰：年至四十，阴气自半，而起居衰矣。又曰：男子六十四岁而精绝，女子四十九岁而经断。夫以阴气之成，只供给得三十年之视听言动，已先亏矣。人之情欲无涯，此难成易亏之阴气，若之何而可以供给也？经曰：阳者，天气也，主外；阴者，地气也，主内。故阳道实，阴道虚。又曰：至阴虚，天气绝；至阳盛，地气不足。观虚与盛之所在，非吾之过论。主闭藏者，肾也；司疏泄者，肝也。二脏皆有相火，而其系上属于心。心，君火也，为物所感则易动，心动则相火亦动，动则精自走，相火翕然而起，虽不交会，亦暗流而疏泄矣。所以圣贤只是教人收心养心，其旨深矣。天地以五行更迭衰旺而成四时，人之五脏六腑亦应之而衰旺。四月属巳，五月属午，为火太旺，火为肺金之夫，火旺则金衰。六月属未，为土大旺，土为水之夫，土旺则水衰。况肾水常藉肺金为母，以补助其不足，故《内经》谆谆于资其化源也。古人于夏，必独宿而淡味，兢兢业业于爱护也。保养金水二脏，正嫌火土之旺尔。《内经》曰：冬不藏精者，春必病温。十月属亥，十一月属子，正火气潜伏闭藏，以养其本然之真，而为来春发生升动之本。若于此时恣嗜欲以戕贼，至春升之际，下无根本，阳气轻浮，必有温热之病。夫夏月火土之旺，冬月火气之伏，此论一年之虚耳。若上弦前、下弦后，月廓月空，亦为一月之虚。大风大雾，虹霓飞电，暴寒暴热，日月薄蚀，忧愁忿怒，惊恐悲哀，醉饱劳倦，谋虑勤动，又皆为一日之虚。若病患初退，疮痍正作，尤不止于一日之虚。今日多有春末夏初，患头痛脚软，食少体热，仲景谓春夏剧，秋冬差，而脉弦大者，正世俗所谓注夏病。若犯此四者之虚，似难免此。夫当壮年，便有老态，仰事俯育，一切隳坏，兴言至此，深可惊惧。古人谓不见所欲，使心不乱。夫以温柔之盛于体，声音之盛于耳，颜色之盛于目，馨香之盛于鼻，谁是铁汉，心不为之动也！善摄生者，于此五个月出居于外，苟值一月之虚，亦宜暂远帷幕，各自珍重，保全天和，期无负敬身之教，幸甚！

治病必求其本论

病之有本，犹草之有根也。去叶不去根，草犹在也。治病犹去草，病在脏而治腑，病在表而攻里，非惟戕贼胃气，抑且资助病邪，医云乎哉！族叔祖年七十，禀甚壮，形甚瘦，夏末患泄利至深秋，百方不应。予视之曰：病虽久而神不悴，小便涩少而不赤，两手脉俱涩而颇弦。自言膈微闷，食亦减，因悟曰：此必多年沉积，僻在胃肠。询其平生喜食何物，曰：我喜食鲤鱼，三年无一日缺。予曰：积痰在肺，肺为大肠之脏，宜大肠之本不固也，当与澄其源而流自清。以茱萸、陈皮、青葱、鹿苜根、生姜煎浓汤，和以砂糖，饮一碗许，自以指探喉中。至半时辰，吐痰半升许，如胶，是夜减半。次早又饮，又吐半升而利止。又与平胃散加白术、黄连，旬日而安。

东阳王仲延遇诸途，来告曰：我每日食物必屈曲自膈而下，且硬涩作微痛，它无所苦，此何病？脉之，右甚涩而关尤沉，左却和，予曰：污血在胃脘之口，气因郁而为痰，此必食物所致。明以告我，彼亦不自觉。予又曰：汝去腊食何物为多？曰：我每日必早饮点剁酒两三盏，逼寒气。为制一方，用韭汁半银盏，冷饮细呷之，尽韭叶半斤而病安。已而果然。

又一邻人，年三十余，性狡而躁，素患下疳疮，或作或止。夏初患自利，膈上微闷，医与治中汤两帖，昏闷若死，片时而苏。予脉之，两手皆涩，重取略弦似数。予曰：此下疳疮之深重者。与当归龙荟丸去麝，四帖而利减，又与小柴胡去半夏，加黄连、芍药、川芎、生姜煎，五六帖而安。

彼三人者，俱是涩脉，或弦或不弦，而治法迥别，不求其本，何以议药！

涩脉论

人一呼脉行三寸，一吸脉行三寸，呼吸定息，脉行六寸；一昼一夜，一万三千五百息，脉行八百一十丈，此平人血气运行之定数也。医者欲知血气之病与不病，非切脉不足以得之。脉之状不一，载于《脉经》者，二十有四，浮、沉、芤、滑、实、弦、紧、洪、微、缓、涩、迟、伏、濡、弱、数、细、动、虚、促、结、代、革、散，其状大率多兼见。人之为病有四，曰寒曰热，曰实曰虚，故学脉者，亦必以浮、沉、迟、数为之纲，以察病情，此不易之论也。然涩之见，固多虚寒，亦有痼热为病者。医于指下见有不足之气象，便以为虚，或以为寒，孟浪与药，无非热补，轻病为重，重病为死者多矣。何者？人之所借以为生者，血与气也。或因忧郁，或因厚味，或因无汗，或因补剂，气腾血沸，清化为浊，老痰宿饮，胶固杂糅，脉道阻涩，不能自行，亦见涩状。若重取至骨，来似有力且带数，以意参之，于证验之，形气但有热证，当作痼热可也。此论为初学者发，圆机之士，必以为赘。东阳吴子方年五十，形肥味厚，且多忧怒，脉常沉涩，自春来得痰气病，医认为虚寒，率与燥热香窜之剂。至四月间，两足弱，气上冲，饮食减，召我治之。予曰：此热郁而脾虚，痿厥之证作矣。形肥而脉沉，未是死证，但药邪太盛，当此火旺，实难求生。且与竹沥下白术膏，尽二斤，气降食进，一月后大汗而死。书此以为诸贤覆辙戒云。

养老论

人生至六十、七十以后，精血俱耗，平居无事，已有热证，何者？头昏目眵，肌痒溺数，鼻涕牙落，涎多寐少，足弱耳聩，健忘眩运，肠燥面垢，发脱眼花，久坐兀睡，未风先寒，食则易饥，笑则有泪，但是老境，无不有此。或曰《局方》乌附丹剂，多与老人为宜，岂非以其年老气弱下虚，理宜温补？今子皆以为热，乌附丹剂将不可施之老人耶？余晓之曰：奚止乌附丹剂不可妄用，至于好酒腻肉、湿面油汁、烧炙煨炒、辛辣甜滑，皆在所忌。或曰：子何愚之甚耶？甘旨养老，经训具在，为子为妇，甘旨不及，孝道便亏，而吾子之言若是，其将有说以通之乎？愿闻其略。予愀然应之曰：正所谓道并行而不悖者，请详言之。古者，井田之法行，乡间之教兴，人知礼让，比屋可封，肉食不及幼壮，五十才方食肉。强壮恣饕，比及五十，疾已蜂起，气耗血竭，筋柔骨痿，肠胃壅阏，涎沫充溢。而况人身之阴难成易亏，六七十后，阴不足以配阳，孤阳几欲飞跃，因天生胃气尚尔留连，又藉水谷之阴，故羁縻而定耳。所陈前证，皆是血少。《内经》曰：肾恶附。乌附丹剂，非燥而何？夫血少之人，若防风、半夏、苍术、香附，但是燥剂且不敢多，况乌附丹剂乎！或者又曰：一部《局方》，悉是温热养阳，吾子之言，无乃谬妄乎？予曰：《局方》用燥剂，为劫湿病也，湿得燥则豁然而收。《局方》用暖剂，为劫虚病也。补肾不如补脾，脾得温则易化而食味进，下虽暂虚，亦可少回。《内经》治法，亦许用劫，正是此意，盖为质厚而病浅者设，此亦儒者用权之意。若以为经常之法，岂不大误。彼老年之人，质虽厚，此时亦近乎薄；病虽浅，其本亦易以拨，而可以劫药取速效乎？若夫形肥者血少，形瘦者气实，间或有可用劫药者，设或失手，何以取救？吾宁稍迟，计出万全，岂不美乎！乌附丹剂，其不可轻饵也明矣。至于饮食，尤当谨节。夫老人内虚脾弱，阴亏性急，内虚胃热则易饥而思食，脾弱难化则食已而再饱，阴虚难降则气郁而成痰。至于视听言动，皆成废懒；百不如意，怒火易炽；虽有孝子顺孙，亦是动辄扼腕，况未必孝顺乎！所以物性之热者，炭火制作者，气之香辣者，味之甘腻者，其不可食也明矣。虽然肠胃坚厚，福气深壮者，世俗观之，何妨奉养，纵口固快一时，积久必为灾害。由是观之，多不如少，少不如绝，爽口作疾，厚味措毒，前哲格言，犹在人耳，可不慎欤！或曰：如子之言，殆将绝而不与，于汝安乎？予曰：君子爱人以德，小人爱人以姑息，况施于所尊者哉。惟饮与食，将以养生，不以致疾，若以所养，转为所害，恐非君子之所谓孝与敬也。然则，如之何则可？曰：好生恶死，好安恶病，人之常情。为子为孙，必先开之以义理，晓之以物性，旁譬曲喻，陈说利害，意诚辞确，一切以敬慎行之。又次以身先之，必将有所感悟，而无扞格之逆矣。吾子所谓绝而不与，施于有病之时，尤是孝道。若无病之时，量酌可否？以时而进，某物不食，某物代之，又何伤于孝道乎？若夫平居闲话，素无开导诱掖之言，及至饥肠已鸣，馋涎已动，饮食在前，馨香扑鼻，其可禁乎？经曰：以饮食忠养之。忠之一字，恐与此意合，请勿易看过。予事老母，固有愧于古者，然母年逾七旬，素多痰饮，至此不作，节养有道，自谓有术。只因大便燥结，时以新牛乳、猪脂和糜粥中进之，虽以暂时滑利，终是腻物积多。次年夏时，郁为黏痰，发为胁疮，连日作楚，寐兴陨获。为之子者，置身无地。因此苦思而得节养之说，时进参、术等补胃、补血之药，随天令加减，遂得大腑不燥，面色莹洁，虽觉瘦弱，终是无病，老境得安，职此之由也。因成一方，用参、术为君，牛膝、芍药为臣，陈皮、茯苓为佐，春加川芎，夏加五味、黄芩、麦门冬，冬加当归身，倍生姜。一日或一帖，或二帖，听其小水才觉短少，便进此药。小水之长如旧，即是却病捷法。后到东阳，因闻老何安人性聪敏，七十以后，稍觉不快，便却粥数日，单进人参汤数帖而止。后九十余，无疾而卒，以其偶同，故笔之以求是正。

慈幼论

人生十六岁以前，血气俱盛，如日方升，如月将圆，惟阴长不足，肠胃尚脆而窄，养之之道，不可不谨。童子不衣裘帛，前哲格言具在人耳。裳，下体之服；帛，温软甚于布也；裘皮衣，温软甚于帛也。盖下体主阴，得寒凉则阴易长，得温暖则阴暗消，是以下体不与帛绢夹厚温暖之服，恐妨阴气，实为确论。血气俱盛，食物易消，故食无时。然肠胃尚脆而窄，若稠黏干硬，酸咸甜辣，一切鱼肉、木果湿面、烧炙煨炒，但是发热难化之物，皆宜禁绝。只与干柿、熟菜、白粥，非惟无病，且不纵口，可以养德。此外生栗味咸，干柿性凉，可为养阴之助。然栗大补，柿大涩，俱为难化，亦宜少与。妇人无知，惟务姑息，畏其啼哭，无所不与，积成痼疾，虽悔何及。所以富贵骄养，有子多病，迨至成人，筋骨柔弱，有疾则不能忌口以自养，居丧则不能食素以尽礼，小节不谨，大义亦亏，可不慎欤！至于乳子之母，尤宜谨节。饮食下咽，乳汁便通；情欲动中，乳脉便应；病气到乳，汁必凝滞。儿得此乳，疾病立至，不吐则泻，不疮则热，或为口糜，或为惊搐，或为夜啼，或为腹痛。病之初来，其溺必甚少，便须询问，随证调治，母安亦安，可消患于未形也。夫饮食之择犹是小可，乳母禀受之厚薄，情性之缓急，骨相之坚脆，德行之善恶，儿能速肖，尤为关系。或曰：可以已矣。曰：未也。古之胎教，具在方册，愚不必赘。若夫胎孕致病，事起茫昧，人多玩忽，医所不知。儿之在胎，与母同体，得热则俱热，得寒则俱寒，病则俱病，安则俱安，母之饮食起居，尤当慎密。

东阳张进士次子二岁，满头有疮，一日疮忽自平，遂患痰喘。予视之曰：此胎毒也，慎勿与解利药。众皆愕然。予又曰：乃母孕时所喜何物？张曰：辛辣热物，是其所喜。因口授一方，用人参、连翘、芎、连、生甘草、陈皮、芍药、木通，浓煎沸汤，入竹沥与之，数日而安。或曰：何以知之？曰：见其精神昏倦，病受得深，决无外感，非胎毒而何？

予之次女，形瘦性急，体本有热，怀孕三月，适当夏暑，口渴思水，时发小热，遂教以四物汤加黄芩、陈皮、生甘草、木通，因懒于煎煮，数帖而止。其后此子二岁，疮痍遍身，忽一日其疮顿愈，数日遂成痎疟。予曰：此胎毒也。疮若再作，病必自安。已而果然。若于孕时确守前方，何病之有？

又陈氏女八岁，时得痫病，遇阴雨则作，遇惊亦作，口出涎沫，声如羊鸣。予视之曰：此胎受惊也。其病深痼，调治半年，病亦可安，仍须淡味以佐药功。与烧丹元，继以四物汤入黄连，随时令加减，半年而安。

夏月伏阴在内论

天地以一元之气化生万物，根于中者曰神机，根于外者曰气血，万物同此一气。人灵于物，形与天地参而为三者，以其得气之正而通也。故气升亦升，气浮亦浮，气降亦降，气沉亦沉。人与天地同一橐籥，子月一阳生，阳初动也；寅月三阳生，阳初出于地也，此气之升也；巳月六阳生，阳尽出于上矣，此气之浮也。人之腹属地气，于此时浮于肌表，散于皮毛，腹中虚矣。经曰：夏月经满，地气溢满，入经络受血，皮肤充实。长夏气在肌肉，所以表实，表实者里必虚。世言夏月伏阴在内，此阴字有虚之义，若作阴冷看，其误甚矣。或曰：以手扪腹，明知其冷，非冷而何？前人治暑病，有玉龙丸、大顺散、桂苓丸、单煮良姜与缩脾饮与草果等，皆行温热之剂，何吾子不思之甚也。予曰：春夏养阳。王太仆谓：春食凉，夏食寒，所以养阳也。其意可见矣。若夫凉台水馆、大扇风车、阴水寒泉、果冰雪凉之伤，自内及外，不用温热，病何由安？详玩其意，实非为内伏阴而用之也。前哲又谓，升降浮沉则顺之，寒热温凉则逆之，若于夏月火令之时，妄投温热，宁免实实虚虚之患乎？或曰：巳月纯阳，于理或通。五月一阴，六月二阴，非阴冷而何？予曰：此阴之初动于地下也。四阳浮于地上，燔灼焚燎，流金铄石，何阴冷之有？孙真人制生脉散，令人夏月服之，非虚而何？

痘疮陈氏方论

读前人之书，当知其立言之意，苟读其书而不知其意，求适于用，不可得也。痘疮之论，钱氏为详，历举源流经络，明分表里虚实，开陈其施治之法，而又证以论辩之言，深得著书垂教之体。学者读而用之，如求方圆于规矩，较平直于准绳，引而伸之，触类而长之，可为无穷之应用也。今人不知致病之因，不求立方之意，仓卒之际，据证检方，漫尔一试，设有不应，并其书而废之，不思之甚也。近因《局方》之教久行，《素问》之学不讲，抱疾谈医者，类皆喜温而恶寒，喜补而恶解利，忽得陈氏方论，皆燥热补剂，其辞确，其文简，欢然用之，翕然信之，遂以为钱氏不及陈氏远矣。或曰：子以陈氏方为不足欤？曰：陈氏方诚一偏论，虽然亦可谓善求病情者，其意大率归重于太阴一经。盖以手太阴属肺主皮毛也，足太阴属脾主肌肉。肺金恶寒而易于感，脾胃土恶湿而无物不受。观其用丁香、官桂，所以治肺之寒也；用附、术、半夏，所以治脾之湿也。使其肺果有寒，脾果有湿，而兼有虚也，量而与之，中病则止，何伤之有？今也不然，徒见其疮之出迟者，身热者，泄泻者，惊悸者，气急者，渴思饮者，不问寒热虚实，率投木香散、异功散，间有偶中，随手获效，设或误投，祸不旋踵。何者？古人用药制方，有向导，有监制，有反佐，有因用。若钱氏方固未尝废细辛、丁香、白术、参、芪等，率有监制辅佐之药，不专务于温补耳。然其用凉寒者多，而于辅助一法，略开端绪，未曾深及，痴人之前，不可说梦，钱氏之虑至矣。亦将以候达者扩充推广而用，虽然渴者用温药，痒塌者用补药，自陈氏发之，迥出前辈，然其多用桂、附、丁香等燥热，恐未为适中也。何者？桂、附、丁香辈，当有寒而虚，固是的当，虚而未必寒者，其为害当何如耶！陈氏立方之时，必有挟寒而痘疮者，其用燥热补之，固其宜也。今未挟寒，而用一偏之方，宁不过于热乎？予尝会诸家之粹，求其意而用之，实未敢据其成方也，试举一二以证之。

从子六七岁时患痘疮，发热微渴自利，一小方脉视之，用木香散，每帖又增丁香十粒，予切疑焉。观其出迟，固因自利而气弱；察其所下，皆臭滞陈积，因肠胃热蒸而下也。恐非有寒而虚，遂急止之，已投一帖矣。继以黄连解毒汤加白术，与十帖，以解丁香之热，利止疮亦出。其后肌常有微热，而手足生痈疖，与凉剂调补，逾月而安。

又一男子，年十六七岁，发热而昏，目无视，耳无闻，两手脉皆豁大而略数，知的其为劳伤矣。时里中多发痘者，虽不知人，与药则饮，与粥则食，遂教参、芪、当归、白术、陈皮大料浓煎与之，饮至三十余帖，痘始出，又二十余帖，则成脓疱，身无完肤。或曰：病势可畏，何不用陈氏全方治之？余曰：此但虚耳，无寒也。只守前方，又数十余帖而安。后询其病因，谓先四五日恐有出痘之病，遂极力樵采，连日出汗甚多，若用陈氏全方，宁无后悔？

至正甲申春，阳气早动，正月间邑间痘疮不越一家，卒投陈氏方，童幼死者百余人，虽由天数，吾恐人事亦或未之尽也。

痛风论

气行脉外，血行脉内，昼行阳二十五度，夜行阴二十五度，此平人之造化也。得寒则行迟而不及，得热则行速而太过，内伤于七情，外伤于六气，则血气之运，或迟或速，而病作矣。彼痛风者，大率因血受热已自沸腾，其后或涉冷水，或立湿地，或扇取凉，或卧当风，寒凉外搏，热血得寒，污浊凝涩，所以作痛；夜则痛甚，行于阴也，治法以辛热之剂，流散寒湿，开发腠理，其血得行，与气相和，其病自安。然亦有数种治法稍异，谨书一二，以证予言。

东阳傅文，年逾六十，性急作劳，患两腿痛甚，动则甚痛。予视之曰：此兼虚证，当补血温血，病当自安。遂与四物汤加桃仁、陈皮、牛膝、生甘草煎，入生姜，研潜行散，热饮，三四十帖而安。

又朱宅阃内，年近三十，食味甚厚，性躁急，患痛风挛缩数月，医祷不应。予视之曰：此挟痰与气证，当和血疏气导痰，病自安。遂以潜行散入生甘草、牛膝、炒枳壳、通草、陈皮、桃仁、姜汁煎服，半年而安。

又邻鲍六，年二十余，因患血痢用涩药取效，后患痛风，叫号撼邻。予视之曰：此恶血入经络证，血受湿热，久必凝浊，所下未尽，留滞隧道，所以作痛；经久不治，恐成偏枯。遂与四物汤加桃仁、红花、牛膝、黄芩、陈皮、生甘草煎，入生姜，研潜行散，入少酒饮之，数十帖，又与刺委中，出黑血，近三合而安。

或曰：比见邻人用草药研酒饮之，不过数帖亦有安者，如子之言类皆经久取效，无乃太迂缓乎？予曰：此劫病草药，石上采石丝为之君，过山龙等佐之，皆性热而燥者，不能养阴，却能燥湿。病之浅者，湿痰得燥则开，热血得热则行，亦可取效；彼病深而血少者，愈劫愈虚，愈劫愈深，若朱之病是也。子以我为迂缓乎？

痎疟论

《内经》谓：夏伤于暑，秋伤于风，必有痎疟。痎疟，老疟也。以其隔两日一作，缠绵不休，故有是名。前贤具有治法，然皆峻剂，有非禀受性弱，与居养所移者所宜用也。惟许学士方有用参、芪等补剂，而又不曾深论，后学难于推测。因见近年以来，五十岁以下之人，多是怯弱者，况嗜欲纵恣十倍于前，以弱质而得深病，最难为药。始悟常山、乌梅、砒丹等为劫痰之剂，若误用之，轻病为重，重病必死。何者？夫三日一作，阴受病也；作于子午卯酉日，少阴疟也；作于寅申巳亥日，厥阴疟也；作于辰戌丑未日，太阴疟也。疟得于暑，当以汗解。或凉台水阁，阴木冷地，他人挥扇，泉水澡浴，汗不得泄，郁而成痎。其初感也，胃气尚强，全不自觉。至于再感，懵然无知，又复恣意饮食，过分劳动，竭力房事，胃气大伤，其病乃作，深根固蒂，宜其难愈。病者欲速愈，甘辛峻剂，医者欲急利，遽便将投。殊不知感风、感暑，皆外邪也，当以汗解，所感既深，决非一二升汗可除。亦有胃气少回，已自得汗，不守禁忌，又复触冒，旧邪未去，新邪又感，辗转沉滞，其病愈深。况来求治者，率皆轻试速效劫病之药，胃气重伤，吾知其难免于祸矣。由是甘为迟钝，范我驰驱，必先以参、术、陈皮、芍药等补剂，辅以本经之药，惟其取汗。若得汗而体虚，又须重用补剂以助之，俟汗出通身，下过委中，方是佳兆。仍教以淡饮食，省出入，避风就温，远去帷薄，谨密调养，无有不安。若感病极深，虽有大汗，所感之邪，必自脏传出至腑，其发也，必乱而失期，亦岂是佳兆？故治此病，春夏为易，秋冬为难，非有他也，以汗之难易为优劣也。或曰：古方用砒丹、乌梅、常山得效者不为少，子以为不可用乎？予曰：腑受病者浅，一日一作；间一日一作者，是胃气尚强，犹可与也；彼三日一作者，病已在脏矣，在脏者难治。以其外感犹可治也，而可用劫药以求速效乎！

前岁宪佥詹公，禀甚壮，形甚强，色甚苍，年近六十，二月得痎疟，召予视之。知其饫于浓肥者，告之曰：须远色食淡，调理浃月，得大汗乃安。公不悦。一人从旁曰：此易耳，数日可安。与劫药三五帖，病退。旬日后又作，又与又退。绵延至冬，病犹未除，又来求治。予知其久得药，痎亦少，惟胃气未完，又天寒汗未透，遂以白术粥和丸与二斤，令其遇饥时且未食，取一二百丸，以热汤下，只与白粥调养，尽此药，当大汗而安。已而果然。如此者甚多，但药略有加减，不必尽述。

病邪虽实胃气伤者勿使攻击论

凡言治国者，多借医为喻，仁哉斯言也。真气，民也；病气，贼盗也。或有盗贼，势须剪除而后已。良相良将，必先审度兵食之虚实，与时势之可否，然后动。动涉轻妄，则吾民先困于盗，次因于兵，民困而国弱矣。行险侥幸，小人所为，万象森罗，果报昭显，其可不究心乎？请举一二，以为凡例。

永康吕亲，形瘦色黑，平生喜酒，多饮不困，年近半百，且有别馆。忽一日，大恶寒发战，且自言渴，却不饮。予诊其脉大而弱，惟右关稍实略数，重取则涩，遂作酒热内郁，不得外泄，由表热而不虚也。黄芪一物，以干葛汤煎与之，尽黄芪二两，干葛一两，大得汗，次早安矣。

又叶先生患滞下，后甚逼迫，正合承气证。予曰：气口虚，形虽实，而面黄稍白，此必平昔食过饱而胃受伤，宁忍一两日辛苦。遂与参、术、陈皮、芍药等补药十余帖，至三日后胃气稍完，与承气两帖而安。苟不先补完胃气之伤，而遽行承气，吾恐病安之后，宁免瘦惫乎？又一婢色紫稍肥，性沉多忧，年近四十，经不行三月矣，小腹当中有一气块，初起如栗，渐如炊饼。予脉之，两手皆涩，重取却有，试令按其块痛甚，扪之高半寸，遂与千金消石丸。至四五次，彼忽自言乳头黑且有汁，恐有娠。予曰：非也，涩脉无孕之理。又与三五帖，脉之稍觉虚豁，予悟曰：药太峻矣。令止前药，与四物汤，倍加白术，佐以陈皮，至三十帖，候脉完再与消石丸。至四五次，忽自言块消一晕，便令莫服。又半月，经行痛甚，下黑血半升，内有如椒核数十粒，乃块消一半，又来索药，以消余块。余晓之曰：勿性急，块已开矣，不可又攻，若次月经行当尽消矣。次月经行，下少黑血块，又消一晕，又来问药。余曰：但守禁忌，至次月必消尽。已而果然。大凡攻击之药，有病则病受之，病邪轻而药力重，则胃气受伤。夫胃气者，清纯冲和之气也，惟与谷肉菜果相宜。盖药石皆是偏胜之气，虽参芪辈为性亦偏，况攻击之药乎！此妇胃气自弱，好血亦少，若块尽而却药，胃气之存者几稀矣！议论至此，医云乎哉！

治病先观形色然后察脉问证论

经曰：诊病之道，观人勇怯、肌肉、皮肤，能知其情，以为诊法也。凡人之形，长不及短，大不及小，肥不及瘦；人之色，白不及黑，嫩不及苍，薄不及厚。而况肥人湿多，瘦人火多；白者肺气虚，黑者肾气足；形色既殊，脏腑亦异，外证虽同，治法迥别。所以肥人贵脉浮，瘦人贵脉沉，躁人疑脉缓，缓人疑脉躁，以其不可一概观也。试陈一二，幸以例推。

东阳陈兄，露筋，体稍长，患体虚而劳，头痛甚，至有诀别之言。余察其脉弦而大带数，以人参、白术为君，川芎、陈皮为佐，至五六日未减，众皆讶之，以药之不对也。余曰：药力有次第矣，更少俟一二宿当自安。忽其季来问曰：何不少加黄芪？予笑不答。又经一宿，忽自言病顿愈。予脉之，觉指下稍盛。又半日，病者言膈上满，不觉饥，视其腹纹已隐矣。予曰：夜来药中莫加黄芪否？曰：然。止与三帖。遂速与二陈汤加厚朴、枳壳、黄连，以泻其卫，三帖而安。

又浦江义门郑兄，年二十余，秋间大发热，口渴，妄言妄见，病似邪鬼，七八日后召我治。脉之两手洪数而实，视其形肥，面赤带白，却喜露筋，脉本不实，凉药所致。此因劳倦成病，与温补药自安。曰：柴胡七八帖矣。以黄芪附子汤，冷与之饮，三帖后，困倦鼾睡，微汗而解，脉亦稍软。继以黄芪白术汤，至十日，脉渐收敛而小，又与半月而安。

夫黄芪，补气药也。此两人者，一则气虚，一则气实，便有宜不宜存焉，可不审乎。

大病不守禁忌论

病而服药，须守禁忌，孙真人《千金方》言之详矣。但不详言所以守禁忌之由，敢陈其略，以为规诫。夫胃气者，清纯冲和之气，人之所赖以为生者也。若谋虑神劳，动作形苦，嗜欲无节，思想不遂，饮食失宜，药饵违法，皆能致伤。既伤之后，须用调补。恬不知怪，而乃恣意犯禁，旧染之证，与日俱积。吾见医将日不暇给，而伤败之胃气，无复完全之望，去死近矣。

予族叔，形色俱实，痎疟又患痢，自恃强健能食，绝无忌惮。一日召予曰：我虽病却健而能食，但苦汗出耳，汝能止此汗否？予曰：痎疟非汗出不能愈也，可虑者正在健与能食耳。此非痢也，胃热善消，脾病不化，食积与病势已甚矣。此时节择饮食以养胃气，省出入以避风寒，候汗透而安。叔曰：世俗谓无饱死痢，我今能食，何谓可虑？予曰：痢而能食者，知胃气未病也，故言不死，非谓恣食不节择者。不从所言，恣口大嚼，遇渴又多啖水果。如此者月余后，虽欲求治，不可著手矣，淹淹又月余而死。《内经》以骄恣不伦于理为不治之病，信哉！

又周其姓者，形色俱实，患痢善食而易饥，大嚼不择者五日矣。予责之曰：病中当调补自养，岂可滋味戕贼。遂教之只用熟萝卜吃粥耳，少与调治，半月而安。

虚病痰病有似邪祟论

血气者，身之神也。神既衰乏，邪因而入，理或有之。若夫血气两亏，痰客中焦，妨碍升降，不得运用，以致十二官各失其职，视听言动皆有虚妄，以邪治之，其人必死，吁哉冤乎！谁执其咎！

宪幕之子傅兄，年十七八，时暑月，因大劳而渴，恣饮梅浆，又连得大惊三四次，妄言妄见，病似邪鬼。诊其脉，两手皆虚弦而带沉数，予曰：数为有热，虚弦是大惊，又梅酸之浆郁于中脘，补虚清热，导去痰滞，病乃可安。遂与人参、白术、陈皮、茯苓、芩、连等浓煎汤，入竹沥、姜汁，与旬日未效。众皆尤药之不审。余脉之，知其虚之未完，与痰之未导也，仍与前方入荆沥，又旬日而安。

外弟岁一日醉饱后，乱言，妄语妄见，询之，系伊亡兄附体，言生前事甚的，乃叔在旁叱之。曰：非邪，食腥与酒太过，痰所为耳。灌盐汤一大碗，吐痰一二升，汗因大作，困睡一宵而安。

又金氏妇壮年，暑月赴筵归，乃姑询其坐次失序，遂赧然自愧，因成此病，言语失伦，其中又多间一句曰，奴奴不是。脉皆数而弦。余曰：此非邪乃病也。但与补脾清热导痰，数日当自安。其家不信，邀数巫者喷水而咒之，旬余而死。或问曰：病非邪而邪治之，何遽至于死？余曰：暑月赴宴，外境蒸热，辛辣适口，内境郁热，而况旧有积痰，加之愧闷，其痰与热何可胜言。今乃惊以法尺，是惊其神而血不宁也；喷以法水，是审其体，密其肤，使汗不得泄也。汗不泄则蒸热内燔，血不得宁则阴消而阳不能独立也，不死何俟！或曰：《外台秘要》有禁咒一科，庸可废乎？予曰：移精变气乃小术耳，可治小病。若内有虚邪，外有实邪，当用正大之法，自有成式，昭然可考。然符水惟膈上热痰，一呷凉水，胃热得之，岂不清快，亦可取安。若内伤而虚，与冬严寒，符水下咽，必冰胃而致害。彼郁热在上，热邪在表，须以汗解，率得清冷，肤腠固密，热何由解？必致内攻，阴阳离散，血气乖争，去死为近。

面鼻得冷则黑论

诸阳聚于头，则面为阳中之阳。鼻居面中央，而阳明起于颏中，一身之血运到面鼻，到面鼻阳部，皆为至清至精之血矣。酒性善行而喜升，大热而有峻急之毒。多酒之人，酒气熏蒸，面鼻得酒，血为极热，热血得冷，为阴气所抟，污浊凝结，滞而不行，宜其先为紫，而后为黑色也。须用融化滞血，使之得流，滋生新血，可以运化，病乃可愈。予为酒制四物汤，加炒片茯苓、陈皮、生甘草、酒红花、生姜煎，调五灵脂末饮之，气弱者加酒黄芪，无有不应者。

胎自堕论

阳施阴化，胎孕乃成。血气虚损，不足荣养，其胎自堕；或劳怒伤情，内火便动，亦能堕胎。推原其本，皆因于热，火能消物，造化自然，《病源》乃谓风冷伤于子脏而堕，此未得病情者也。

予见贾氏妇，但有孕至三个月左右必堕，诊其脉，左手大而无力，重取则涩，知其少血也。以其妙年，只补中气，使血自荣。时正初夏，教以浓煎白术汤下黄芩末一钱，服三四十帖，遂得保全而生。因而思之，堕于内热而虚者，于理为多。曰热曰虚，当分轻重，好生之工，幸毋轻视。

难产论

世之难产者，往往见于郁闷安佚之人，富贵奉养之家，若贫贱辛苦者无有也。方书止有瘦胎饮一论，而其方为湖阳公主作也，实非极至之言。何者？见有此方，其难自若。予族妹苦于难产，后遇胎孕则触而去之，余甚悯焉。视其形肥而勤于针指，构思旬日，忽自悟曰：此正与湖阳公主相反，彼奉养之人，其气必实，耗其气使和平，故易产。今形肥知其气虚，久坐知其不运，而其气愈弱久坐，胞胎因母气不能自运耳。当补其母之气，则儿健而易产。今其有孕至五六个月，遂于《大全方》紫苏饮加补气药，与十数帖，因得男而甚快。后遂以此方，随母之形色性禀，参以时令加减与之，无不应者，因名其方曰大达生散。

难产胞损淋沥论

常见尿胞因收生者不谨，以致破损而得淋沥病，遂为废疾。一日有徐姓妇，壮年得此，因思肌肉破伤，在外者且可补完，胞虽在腹，恐亦可治。遂诊其脉，虚甚，曰：难产之由，多是气虚；难产之后，血气尤虚，试与峻补。因以参、术为君，芎、归为臣，桃仁、陈皮、黄芪、茯苓为佐，而煎以猪羊胞中汤，极饥时饮之，但剂率用一两，至一月而安。盖是气血骤长，其胞自完，恐稍迟缓，亦难成功。

胎妇转胞病论

转胞病，胎妇之禀受弱者，忧闷多者，性急躁者，食味厚者，大率有之。古方皆用滑利疏导药，鲜有应效。因思胞为胎所堕，展在一边，胞系了戾不通耳。胎若举起，悬在中央，胞系得疏，水道自行。然胎之坠下，必有其由。一日吴宅宠人患此，脉之两手似涩，重取则弦，然左手稍和，余曰：此得之忧患。涩为血少气多，弦为有饮，血少则胞弱而不能自举，气多有饮，中焦不清而溢，则胞之所避而就下，故坠。遂以四物汤加参、术、半夏、陈皮、生甘草、生姜、空心饮，随以指探喉中，吐出药汁，俟少顷气定，又与一帖，次早亦然，如是与八帖而安。此法未为的确，恐偶中耳。后又历用数人亦效，未知果如何耶！仲景云：妇人本肥盛且举自满，全羸瘦且举空减，胞系了戾，亦致胞转。其义未详，必有能知之者。

乳硬论

乳房，阳明所经。乳头，厥阴所属。乳子之母，不知调养，怒忿所逆，郁闷所遏，厚味所酿，以致厥阴之气不行，故窍不得通而汁不得出；阳明之血沸腾，故热甚而化脓。亦有所乳之子，膈有滞痰，口气焮热，含乳而睡，热气所吹，遂生结核。于初起时，便须忍痛，揉令稍软，吮令汁透，自可消散。失此不治，必成痈疖。治法：疏厥阴之滞以青皮，清阳明之热细研石膏，行污浊之血以生甘草之节，消肿导毒以瓜蒌子，或加没药、青橘叶、皂角刺、金银花、当归，或汤或散，或加减随意消息，然须以少酒佐之。若加以艾火两三壮于肿处，其效尤捷。彼庸工喜于自炫，便用针刀引惹拙痛，良可哀悯！若夫不得于夫，不得于舅姑，忧怒郁闷，昕夕积累，脾气消阻，肝气横逆，遂成隐核，如大棋子，不痛不痒，数十年后方为疮陷，名曰奶岩，以其疮形嵌凹似岩穴也，不可治矣。若于始生之际，便能消释病根，使心清神安，然后施之以治法，亦有可安之理。予族侄妇年十八时，曾得此病，察其形脉稍实，但性急躁，伉俪自谐，所难者后姑耳。遂以《本草》单方青皮汤，间以加减四物汤，行以经络之剂，两月而安。

受胎论

成胎以精血之后先分男女者，褚澄之论，愚切惑焉。后阅李东垣之方，有曰：经水断后一二日，血海始净，精胜其血，感者成男；四五日后，血脉已旺，精不胜血，感者成女，此确论也。《易》曰：乾道成男，坤道成女，夫乾坤，阴阳之情性也；左右，阴阳之道路也；男女，阴阳之仪象也。父精母血，因感而会，精之施也。血能摄精成其子，此万物资始于乾元也；血成其胞，此万物资生于坤元也。阴阳交媾，胎孕乃凝，所藏之处，名曰子宫。一系在下，上有两歧，一达于左，一达于右。精胜其血，则阳为之主，受气于左子宫而男形成；精不胜血，则阴为之主，受气于右子宫而女形成。或曰：分男分女，吾知之矣。男不可为父，女不可为母，与男女之兼形者，又若何而分之耶？余曰：男不可为父，得阳气之亏者也。女不可为母，得阴气之塞者也。兼形者，由阴为驳气所乘而成，其类不一。以女函男有二，一则遇男为妻，遇女为夫，一则可妻而不可夫。其有女具男之全者，此又驳之甚者。或曰：驳气所乘，独见于阴，而所乘之形，又若是之不同耶？予曰：阴体虚，驳气易于乘也。驳气所乘，阴阳相混，无所为主，不可属左，不可属右，受气于两歧之间，随所得驳气之轻重而成形，故所兼之形，有不可得而同也。

人迎气口论

六阳六阴脉，分属左右手。心、小肠、肝、胆、肾、膀胱在左，主血；肺、大肠、脾、胃、命门、三焦在右，主气。男以气成胎，故气为之主。女以血成胎，故血为之主。若男子久病，气口充于人迎者，有胃气也，病虽重可治。女子久病，人迎充于气口者，有胃气也，病虽重可治。反此者逆。或曰：人迎在左，气口在右，男女所同，不易之位也。《脉法》赞曰：左大顺男，右大顺女，何子言之悖耶？曰：《脉经》一部，王叔和谆谆于教医者，此左右手以医者为主而言，若主于病者，奚止千里之谬！

春宣论

春，蠢也。阳气升浮，草木萌芽，蠢然而动。前哲谓春时人气在头，有病宜吐。又曰：伤寒大法，春宜吐。宣之为言扬也。谓吐之法，自上出也。今之世俗，往往有疮痍者，膈满者，虫积者，以为不于春时宣泻以毒药，不可愈也。医者遂用牵牛、巴豆、大黄、枳壳、防风辈为丸，名之曰春宣丸，于二月、三月服之，得下利而止。于初泻之时，脏腑得通，时暂轻快。殊不知气升在上，则在下之阴甚弱，而用利药戕贼其阴，其害何可胜言。况仲景用承气汤等下药，必有大满大实坚，有燥屎转矢气下逼迫，而无表证者，方行此法。可下之证未悉具，犹须迟以待之。泄利之药，其可轻试乎！

余伯考形肥骨瘦，味厚性沉，五十岁，轻于听信，忽于三月半赎春宣丸一帖，服之下两三行，每年率以为常。至五十三岁时，七月初炎热之甚，无病暴死，此岂非妄认春宣为春泻而致祸耶？自上召下曰宣，宣之一字，吐也明矣。张子和先生已详论之，昔贤岂妄言哉？详之审订无疑。后之死者，又有数人，愚故表而出之，以为后人之戒。

醇酒宜冷饮论

醇酒之性，大热大毒，清香美味，既适于口，行气和血，亦宜于体，由是饮者不自觉其过于多也。不思肺属金，性畏火，其体脆，其位高，为气之主，肾之母，木之夫。酒下咽膈，肺先受之。若是醇者，理宜冷饮，过于肺，入于胃，然后渐温。肺先得温中之寒，可以补气，一益也；次得寒中之温，可以养胃，二益也；冷酒行迟，传化以渐，不可恣饮，三益也。古人终日百拜，不过三爵，既无酒病，亦免酒祸。今余稽之于《礼经》，则曰：饮剂视冬时。饮剂，酒也；视，犹比也；冬时，寒也。参之《内经》，则曰：热因寒用。厥旨深矣。今则不然，不顾受伤，只图取快，盖热饮有三乐存焉，膈滞通快，喉舌辛美，盏行可多。不知酒性喜升，气必随之，痰郁于上，溺涩于下，肺受贼邪，金体必燥；恣饮寒凉，其热内郁，肺气得热，必大伤耗。其始也病浅，或呕吐，或自汗，或疮痍，或自泄，或心脾痛，尚可发散而去之。若其久也，为病深矣，为消为渴，为内疽，为肺痿，为内痔，为鼓胀，为失明，或喘哮，为劳嗽，为癫痫，亦为难明之病，倘非具眼，未易处治，可不谨乎！或曰：人言一盏冷酒，须二盏血乃得行，酒不可冷饮明矣。余曰：此齐东之语耳。今参之于经，证之以理，发之为规诫，子以为迂耶？

痈疽当分经络论

六阳经、六阴经之分布周身，有多气少血者，有少气多血者，有多气多血者，不可一概论也。若夫要害处，近虚怯薄处，前哲已曾论及，惟分经之言未闻也，何则？诸经惟少阳、厥阴经之生痈疽，理宜预防，以其多气少血，其血本少，肌肉难长，疮久未合，必成死证。其有不思本经少血，遽用驱毒利药，以伐其阴分之血，祸不旋踵矣。请述一二成败之迹，以告来者。

余从叔父平生多虑，质弱神劳，年近五十，忽左膊外侧廉上起一小红肿，大约如栗。予视之曰：慎勿轻视，且生与人参大料作汤，得二三斤为好。人未之信，谩进小帖数服，未解而止。旬余值大风拔木，疮上起一道红如线，绕至背胛，直抵右肋，予曰：必大料人参，少加当归、川芎、陈皮、白术等补剂与之。后与此方，两阅月而安。

又东阳李兄，年逾三十，形瘦肤厚，连得忧患，又因作劳，且过于色，忽左腿外侧廉上一红肿，其大如栗。一医问其大腑坚实，与承气两帖下之，不效；又一医教与大黄、朱砂、生粉草、麒麟竭，又二三帖；半月后召予视之，曰：事去矣。

又一李兄，年四十余而面稍白，神甚劳，忽胁下生一红肿如桃。一人教用补剂，众笑且排，于是流气饮、十宣散杂而进之。旬余召予视之，予曰：非惟不与补药，抑且多得解利，血气俱惫矣。已而果然。或曰：太阳经非多血少气者乎？何臀痈之生，初无甚苦，往往间有不救者，吾子其能治之乎？予曰：臀居小腹之后，而又在其下，此阴中之阴也。其道远，其位僻，虽曰多血，气运不到，气既不到，血亦罕来。中年之后，不可生痈，才有痛肿，参之脉证，但见虚弱，便与滋补，血气无亏，可保终吉。若用寻常驱热拔毒纾气之药，虚虚之祸，如指诸掌。

脾约丸论

成无己曰：约者，结约之约。胃强脾弱，约束津液不得四布，但输膀胱，故小便数而大便硬，故曰脾约。与此丸以下脾之结燥，肠润结化，津流入胃，大便利，小便少而愈矣，愚切有疑焉。何者？既曰约，脾弱不能运也。脾弱则土亏矣，必脾气之散，脾血之耗也。原其所由，久病、大下、大汗之后，阴血枯槁，内火燔灼，热伤元气，又伤于脾，而成此证。伤元气者，肺金受火，气无所摄。伤脾者，肺为脾之子，肺耗则液竭，必窃母气以自救，金耗则木寡于畏，土欲不伤，不可得也。脾失转输之令，肺失传送之官，宜大便秘而难下，小便数而无藏蓄也。理宜滋养阴血，使孤阳之火不炽，而金行清化，木邪有制，脾土清健而运行，精液乃能入胃，则肠润而通矣。今以大黄为君，枳实、厚朴为臣，虽有芍药之养血，麻仁、杏仁之温润为之佐使，用之热甚而气实者，无有不安。愚恐西北二方，地气高厚，人禀壮实者可用。若用于东南之人，与热虽盛而血气不实者，虽得暂通，将见脾愈弱而肠愈燥矣。后之欲用此方者，须知在西北以开结为主，在东南以润燥为主，慎勿胶柱而调瑟。

鼓胀论

心肺，阳也，居上；肝肾，阴也，居下；脾居中亦阴也，属土。经曰：饮食入胃，游溢精气，上输于脾，脾气散精，上归于肺，通调水道，下输膀胱。水精四布，五经并行。是脾具坤静之德，而有乾健之运，故能使心肺之阳降，肾肝之阴升，而成天地交之泰，是为无病之人。今也七情内伤，六淫外侵，饮食不节，房劳致虚，脾土之阴受伤，转输之官失职，胃虽受谷，不能运化，故阳自升，阴自降，而成天地不交之否。于斯时也，清浊相混，隧道壅塞，气化浊血瘀郁而为热，热留而久，气化成湿，湿热相生，遂成胀满，经曰鼓胀是也。以其外虽坚满，中空无物，有似于鼓，其病胶固，难以治疗，又名曰蛊，若虫侵蚀，有蛊之义。验之治法，理宜补脾，又须养肺金以制木，使脾无贼邪之虑。滋肾水以制火，使肺得清化之令。却盐味以防助邪，断妄想以保母气，无有不安。医不察病起于虚，急于作效，炫能希赏。病者苦于胀急，喜行利药，以求一时之快。不知宽得一日半日，其肿愈甚，病邪甚矣，真气伤矣，去死不远。古方惟禹余粮丸，又名石中黄丸，又名紫金丸，制肝补脾，殊为切当，亦须随证，亦须顺时，加减用之。

余友俞仁叔，儒而医，连得家难，年五十得此疾，自制禹余粮丸服之。予诊其脉，弦涩而数紧曰：此丸新制，锻炼之火邪尚存，温热之药太多，宜自加减，不可执方。俞笑曰：今人不及古人，此方不可加减。服之一月，口鼻见血色，骨立而死。

又杨兄年近五十，性嗜好酒，病疟半年，患胀病，自察必死，来求治。诊其脉，弦而涩，重则大，疟未愈，手足瘦而腹大，如蜘蛛状。予救以参、术为君，当归、川芎、芍药为臣，黄连、陈皮、茯苓、厚朴为佐，生甘草些少，作浓汤饮之，一日定三次，彼亦严守戒忌。一月后，疟因汗而愈；又半年，小便长而胀愈。中间虽稍有加减，大意只是补气行湿。

又陈氏年四十余，性嗜酒，大便时见血，于春间患胀，色黑而腹大，其形如鬼。诊其脉，数而涩，重似弱，予以四物汤加黄连、黄芩、木通、白术、陈皮、厚朴、生甘草作汤与之，近一年而安。

一补气，一补血，余药大率相出入，皆获安，以保天寿。或曰：气无补法，何子补气而获安，果有说以通之乎？予曰：气无补法，世俗之言也。以气之为病，痞闷壅塞，似难于补，恐增病势。不思正气虚者，不能运行，邪滞所著而不出，所以为病。经曰：壮者气行则愈，怯者著而成病。苟或气怯不用补法，气何由行！或曰：子之药审则审矣，何效之迟也？病者久在床枕，必将厌子之迂而求速效者矣。予曰：此病之起，或三五年，或十余年，根深矣，势笃矣，欲求速效，自求祸耳。知王道者，能治此病也。或曰：胀病将终不可与利药耶？予曰：灼知其不因于虚，受病亦浅，脾胃尚壮，积滞不病，而又有可下之证，亦宜略与疏导，若授张子和浚川散、禹功丸为例，行迅攻之策，实所不敢。

疝气论

疝气之甚者，睾丸连小腹急痛也。有痛在睾丸者，有痛在五枢穴边者，皆足厥阴之经也。或有形，或无形，或有声，或无声，有形如瓜，有声如蛙，自《素问》以下，历代名医皆以为寒。盖寒主收引，经络得寒，故引不行，所以作痛，理固然也。有得寒而无疝者，又必有说以通之可也。予尝屡因门户雪上有霜，没脐之水，踢冰徒涉，不曾病此，以予素无热在内也。因而思之，此证始于湿热在经，郁而至久，又得寒气外束，湿热之邪不得疏散，所以作痛，若只作寒论，恐为未备。或曰：厥阴一经，其道远，其位卑，郁积湿热，何由而致？予曰：大劳则火起于筋，醉饱则火起于胃，房劳则火起于肾，大怒则火起于肝。本经火积之久，母能生子虚，湿气便盛。厥阴属木系于肝，为将军之官，其性急速，火性且又暴，为寒所束，宜其痛之大暴也。愚见有用乌头、栀子等分，作汤用之，其效亦敏。后因此方随证与形加减用之，无有不应。然湿热又须分多少而始治，但湿者肿多㿗病是也。又有挟虚而发者，当以参、术为用，而以疏导药佐之。诊其脉，有甚沉紧而大豁无力者是也，其痛亦轻，惟觉重坠牵引耳。

秦桂丸论

无子之因，多起于妇人。医者不求其因起于何处，遍阅古方，惟秦桂丸其辞确，其意专，用药温热，近乎人情，欣然授之，锐然服之，甘受燔灼之祸，犹且懵然不悔。何者？阳精之施也，阴血能摄之，精成其子，血成其胞，胎孕乃成。今妇人之无子者，率由血少不足以摄精也。血之少也，固非一端，然欲得子者，必须补其阴血，使无亏矣，乃可推其有余，以成胎孕。何乃轻用热剂，煎熬脏腑，血气沸腾，祸不旋踵矣。或曰：春气温和则万物发生，冬气寒凛则万物消殒，非秦桂丸之温热，何由得子脏温暖而成胎耶！予曰：诗言妇人和平则乐有子，和则气血不乖，平则阴阳不争。今得此药，经血转紫黑，渐成衰少，或先或后，始则饮食骤进，久则口苦而干，阴阳不平，血气不和，疾病蜂起，焉能成胎？纵使成胎生子，亦多病而不寿。以秦桂丸之耗损天真之阴也，戒之慎之！

郑廉使之子，年十六，求医曰：我生七个月患淋病，五日七日必一发，其发也大痛，扪地叫天，水道方行，状如漆如粟者，约一盏许，然后定。诊其脉，轻则涩，重则弦；视其形瘦而稍长，其色青而苍。意其父必因多服下部药，遗热在胎，留于子之命门而然。遂以紫雪和黄柏细末，丸梧子大，晒十分干，而与二百丸作一服，率以热汤下，以食物压之。又经半日，痛大作连腰腹，水道乃行，下如漆和粟者一大碗许，其病减十分之八。后张子忠以陈皮一两，桔梗、木通各半两，作一帖与之，又下漆粟者一合许，遂安。父得燥热，且能病子，况母得之者乎！余书此以证东垣红丝瘤之事。

恶寒非寒病恶热非热病论

经曰：恶寒战栗，皆属于热。又曰：禁栗如丧神守，皆属于火。恶寒者，虽当炎月，若遇风霜，重绵在身，自觉凛凛战栗。禁栗，动摇之貌；如丧神守，恶寒之甚。《原病式》曰：病热甚而反觉自冷，此为病热，实非寒也。或曰：往往见有得热药而少愈者何也？予曰：病热之人，其气炎上，郁为痰饮，抑遏清道，阴气不升，病热尤甚，积痰得热，亦为暂退，热势助邪，其病益深。或曰：寒热如此，谁敢以寒凉与之，非杀之而何？予曰：古人遇战栗之证，有以大承气下燥粪而愈者。恶寒战栗，明是热证，但有虚实之分耳。经曰：阴虚则发热。夫阳在外为阴之卫，阴在内为阳之守。精神外驰，嗜欲无节，阴气耗散，阳无所附，遂致浮散于肌表之间而恶热也，实非自热，当作阴虚治之，而用补养之法可也。

或曰：恶寒非寒，宜用寒药；恶热非热，宜用补药，甚骇耳目，明示我之法可乎？予曰：进士周本道，年逾三十，得恶寒病，服附子数日而病甚，求予治。诊其脉，弦而似缓，予以江茶入姜汁、香油些少，吐痰一升许，减绵大半。周甚喜，予曰：未也，燥热已多，血伤亦深，须淡食以养胃，内观以养神，则水可生而火可降。彼勇于仕进，一切务外，不守禁忌。予曰：若多与补血凉药亦可稍安，内外不静，肾水不生，附毒必发。病安后，官于婺城，巡夜冒寒，非附子不可疗，而性怕生姜，只得以猪腰子作片煮附子，与三帖而安。予曰：可急归。知其附毒易发，彼以为迂。半年后，果发背而死。

又司丞叔，平生脚自踝以下常觉热，冬不可加绵于上，常自言曰：我禀质壮，不怕冷。予曰：此足三阴之虚，宜早断欲事，以补养阴血，庶乎可免。笑而不答。年方五十，患痿，半年而死。

观此二人，治法盖可知矣。或曰：伤寒病恶寒、恶热者亦是虚耶？予曰：若病伤寒者，自外入内，先贤论之详矣。

经水或紫或黑论

经水者，阴血也。阴必从阳，故其色红，禀火色也。血为气之配，气热则热，气寒则寒，气升则升，气降则降，气凝则凝，气滞则滞，气清则清，气浊则浊。往往见有成块者，气之凝也；将行而痛者，气之滞也；来后作痛者，气血俱虚也；色淡者亦虚也；错经妄行者，气之乱也；紫者气之热也；黑者热之甚也。人但见其紫者、黑者、作痛者、成块者，率指为风冷，而行温热之剂，祸不旋踵矣。良由《病源》论月水诸病，皆曰风冷乘之，宜其相习而成俗也。或曰：黑，北方水之色也。紫淡于黑，非冷而何？予曰：经曰亢则害，承乃制。热甚者必兼水化，所以热则紫，甚则黑也。况妇人性执而见鄙，嗜欲加倍，脏腑厥阴之火，无日不起，非热而何？若夫风冷必须外得，设或有之，盖千百而一二者也。

石膏论

《本草》药之命名，固有不可晓者，中间亦多有意义，学者不可以不察。以色而名者，大黄、红花、白前、青黛、乌梅之类是也；以形而名者，人参、狗脊、乌头、贝母、金铃子之类是也；以气而名者，木香、沉香、檀香、麝香、茴香之类是也；以质而名者，厚朴、干姜、茯苓、生熟地黄之类是也；以味而名者，甘草、苦参、淡竹叶、草龙胆、苦酒之类是也；以形而名者，百合、当归、升麻、防风、滑石之类是也；以时而名者，半夏、茵陈、冬葵、寅鸡、夏枯草之类是也。以石膏火煅细研，醋调封丹炉，其固密甚于脂，苟非有膏，焉能为用？此兼质与能而得名，正与石脂同意。阎孝忠妄以方解石为石膏。况石膏其味甘而辛，本阳明经药，阳明主肌肉。其甘也，能缓脾益气，止渴去火；其辛也，能解肌出汗，上行至头，又入手太阴、手少阳。彼方解石者，止有体重质坚性寒而已，求其所谓有膏，而可为三经之主治者焉在哉？医欲责效，不亦难乎！

脉大必病进论

脉，血之所为，属阴。大，洪之别名，火之象，属阳。其病得之于内伤者，阴虚为阳所乘，故脉大，当作虚治之。其病得之于外伤者，邪客于经，脉亦大，当作邪胜治之。合二者而观之，皆病证方长之势也，谓之病进不亦宜乎！海藏云：君侵臣之事也。孰为是否，幸有以教之。

生气通天论病因章句辨

《礼记》曰：一年视离经，谓离析经理，在乎章句之绝。《内经·生气通天论》病因四章，第一章论因于寒，欲如运枢。以下三句与上文意不相属，皆衍文也。体若燔炭，汗出而散两句，当移在此。夫寒邪初客于肌表，邪郁而为热，有似燔炭，得汗则解，此仲景麻黄汤之类是也。第二章论因于暑。暑者，君火为病，火主动则散，故自汗烦渴而多言也。第三章论因于湿。湿者，土浊之气。首为诸阳之会，其位高而气清，其体虚故聪明得而系焉。浊气熏蒸，清道不通，沉重而不爽利，似乎有物以蒙冒之，失而不治，湿郁为热，热留不去，大筋软短者，热伤血，不能养筋，故为拘挛；小筋弛长者，湿伤筋，不能束骨，故为痿弱。因于湿，首如裹，各三字为句。湿热不攘以下，各四字为句，文正而意明。第四章论因于气为肿。下文不序病证，盖是脱简。四维相代二句，与上文意不相属，亦衍文也。王太仆曰：暑热、湿、气三病，皆以为发于伤寒之毒，次第相仍，辗转生病，五段通为一章，余有疑焉。暑病不治，伏而生热，热久生湿，湿久气病，盖有之矣。《内经》止有冬伤于寒，不即病，至夏有热病之言，未闻寒毒伏藏，至夏发于暑病。至于湿病，亦蒙上文之热，谓反湿其首，若湿物裹之，望除其热。当以因于湿首为句，如裹湿又为句，则湿首之湿，裹湿之湿，皆人为也。与上下文列言寒暑之病，因文义舛乖，不容于不辩。或曰：先贤言温湿、寒湿、风湿矣，未闻有所谓湿热病者，考之《内经》亦无有焉，吾子无乃失之迂妄耶？予曰：六气之中，湿热为病，十居八九。《内经》发明湿热，此为首出。至真要大论曰：湿土甚而热，其间或言湿而热在中者，或曰热而湿在中者，此圣人爱人论道之极致，使天下后世不知湿热之治法者，太仆启之也。君其归取《原病式》熟读而审思之，幸甚！

太仆章句

因于寒，欲如运枢，起居如惊，神气乃浮。

因于暑，汗，烦则喘喝，静则多言，体若燔炭，汗出而散。

因于湿首句，如裹湿句，热不攘句，大筋软短，小筋弛长，软短为拘，弛长为痿。

因于气为肿。云云。

新定章句

因于寒，体若燔炭，汗出而散。

因于暑，汗，烦则喘喝，静则多言。

因于湿句，首如裹句，湿热不攘句，大筋软短，小筋弛长，软短为拘，弛长为痿。

因于气为肿云云。

倒仓论

经曰：肠胃为市。以其无物不有，而谷为最多，故谓之仓，若积谷之室也。倒者，倾去积旧而涤濯，使之洁净也。胃居中属土，喜容受而不能自运者也。人之饮食，遇适口之物，宁无过量而伤积之乎？七情之偏，五味之厚，宁无伤于冲和之德乎？糟粕之余，停痰瘀血，互相纠缠，日积月深，郁结成聚，甚者如核桃之穰，诸般奇形之虫，中宫不清矣，土德不和也。诚于中形于外，发为瘫痪，为劳瘵，为蛊胀，为癞疾，为无名奇病。先哲制为万病丸、温白丸等剂，攻补兼施，寒热并用，期中病情，非不工巧，然不若倒仓之为便捷也。以黄牡牛，择肥者买一二十斤，长流水煮糜烂，融入汤中为液，以布滤出渣滓，取净汁，再入锅中，文火熬成琥珀色则成矣。每饮一钟，少时又饮，如此者积数十钟。寒月则重汤温而饮之。病在上者，欲其吐多；病在下者，欲其利多；病在中者，欲其吐下俱多，全在活法而为之缓急多寡也。须先置一室，明快而不通风者，以安病人。视所出之物，可尽病根则止。吐利后，或渴不得与汤，其小便必长，取以饮病者，名曰轮回酒。与一二碗，非惟可以止渴，抑且可以涤濯余垢。睡一二日，觉饥甚，乃与粥淡食之。待三日后，始与少菜羹自养，半月觉精神焕发，形体轻健，沉疴悉安矣。其后须五年忌牛肉。

吾师许文懿，始病心痛，用药燥热香辛，如丁、附、桂、姜辈，治数十年而足挛痛甚，且恶寒而多呕。甚而至于灵砂、黑锡、黄芽、岁丹，继之以艾火十余万，又杂治数年而痛甚，自分为废人矣，众工亦技穷矣。如此者又数年，因其烦渴恶食者一月，以通圣散与半月余，而大腑逼迫后重，肛门热气如烧，始时下积滞如五色烂锦者，如柏烛油凝者，近半月而病似退，又半月而略思谷，而两足难移，计无所出。至次年三月，遂作此法，节节如应，因得为全人。次年再得一男，又十四年以寿终。其余与药，一妇人久年脚气，吐利而安。

又镇海万户萧伯善公，以便浊而精不禁，亲与试之有效。又临海林兄，患久嗽吐红，发热消瘦，众以为瘵，百方不应，召予视之，脉两手弦数，日轻夜重，计无所出，亦因此而安，时冬月也。第二年得一子。

牛，坤土也，黄，土之色也，以顺为德，而效法乎健，以为功者，牡之用也。肉者，胃之乐也。熟而为液，无形之物也，横散入肉络，由肠胃而渗透肌肤、毛窍、爪甲，无不入也。积聚久则形质成，依附肠胃回薄曲折处，以为栖泊之窠臼，阻碍津液气血，熏蒸燔灼成病，自非剖肠刮骨之神妙，孰能去之？又岂合勺铢两之丸散，所能窍犯其藩墙户牖乎？窃详肉液之散溢，肠胃受之，其厚皆倍于前，有似乎肿，其回薄曲折处，非复向时之旧，肉液充满流行，有如洪水泛涨，其浮莝陈朽，皆推逐荡漾，顺流而下，不可停留。表者因吐而汗，清道者自吐而涌，浊道者自泄而去，凡属滞碍，一洗而空。牛肉，全重厚和顺之性，盎然涣然，润泽枯槁，补益虚损，宁无精神焕发之乐乎？正似武王克商之后，散财发粟，以赈殷民之仰望也。其方出于西域之异人，人于中年后亦行一二次，亦却疾养寿之一助也。

相火论

太极动而生阳，静而生阴。阳动而变，阴静而合，而生水、火、木、金、土，各一其性。惟火有二，曰君火，人火也；曰相火，天火也。火内阴而外阳，主乎动者也，故凡动皆属火。以名而言，形气相生，配于五行，故谓之君；以位而言，生于虚无，守位禀命，因其动而可见，故谓之相。天主生物，故恒于动；人有此生，亦恒于动。其所以恒于动，皆相火之为也。见于天者，出于龙雷，则木之气；出于海，则水之气也。具于人者，寄于肝肾二部，肝属木而肾属水也。胆者，肝之腑；膀胱者，肾之腑；心包络者，肾之配；三焦以焦言，而下焦司肝肾之分，皆阴而下者也。天非此火不能生物，人非此火不能有生。天之火虽出于木，而皆本乎地。故雷非伏，龙非蛰，海非附于地，则不能鸣，不能飞，不能波也。鸣也，飞也，波也，动而为火者也。肝肾之阴，悉具相火，人而同乎天也。或曰：相火，天人之所同，何东垣以为元气之贼？又曰：火与元气不两立，一胜则一负。然则，如之何而可以使之无胜负也？曰：周子曰：神发知矣，五性感物而万事出，有知之后，五者之性为物所感，不能不动。谓之动者，即《内经》五火也。相火易起，五性厥阳之火相扇，则妄动矣。火起于妄，变化莫测，无时不有，煎熬真阴，阴虚则病，阴绝则死。君火之气，经以暑与湿言之；相火之气，经以火言之，盖表其暴悍酷烈，有甚于君火者也，故曰相火元气之贼。周子又曰：圣人定之以中正仁义而主静。朱子曰：必使道心常为一身之主，而人心每听命焉。此善处乎火者。人心听命乎道心，而又能主之以静。彼五火之动皆中节，相火惟有裨补造化，以为生生不息之运用耳，何贼之有？或曰：《内经》相火，注曰少阴、少阳矣，未尝言及厥阴、太阳，而吾子言之何耶？曰：足太阳、少阴，东垣尝言之矣，治以炒柏，取其味辛能泻水中之火是也。戴人亦言：胆与三焦寻火治，肝和胞络都无异。此历指龙雷之火也。予亦备述天人之火皆生于动，如上文所云者，实推广二公之意。或曰：《内经》言火不一，往往于六气中见之，言脏腑者未之见也。二公岂它有所据耶？子能为我言之乎？经曰：百病皆生于风、寒、暑、湿、燥、火之动而为变者。岐伯历举病机一十九条。而属火者五，此非相火之为病之出于脏腑者乎？考诸《内经》，少阳病为瘛疭，太阳病时眩仆，少阴病瞀、暴瘖、郁冒、不知人，非诸热瞀瘛之属火乎？少阳病恶寒鼓栗，胆病振寒，少阴病洒淅恶寒振栗，厥阴病洒淅振寒，非诸禁鼓栗，如丧神守之属火乎？少阳病呕逆，厥气上行，膀胱病冲头痛，太阳病厥气上冲胸，小腹控睾引腰脊上冲心，少阴病气上冲胸，呕逆，非诸逆冲上之属火乎？少阳病谵妄，太阳病谵妄，膀胱病狂颠，非诸躁狂越之属火乎？少阳病胕肿善惊，少阴病瞀热以酸，胕肿不能久立，非诸病胕肿，疼酸惊骇之属火乎？又《原病式》曰：诸风掉眩属于肝。火之动也；诸气膹郁病痿属于肺，火之升也；诸湿肿满属于脾，火之胜也；

诸痛痒疮疡属于心，火之用也；是皆火之为病，出于脏腑者然也，注文未之发耳。以陈无择之通敏，且以暖炽论君火，日用之火言相火，而又不曾深及，宜乎后之人不无聋瞽也，悲夫！

左大顺男右大顺女论

肺主气，其脉居右寸，脾、胃、命门、三焦各以气为变化运用，故皆附焉。心主血，其脉居左寸，肝、胆、肾、膀胱皆精血之隧道管库，故亦附焉。男以气成胎，则气为之主；女挟血成胎，则血为之主。男子久病，右脉充于左者，有胃气也，病虽重可治；女子久病，左脉充于右者，有胃气也，病虽重可治。反此者，虚之甚也。或曰：左，心、小肠、肝、胆、肾、膀胱；右，肺、大肠、脾、胃、命门、三焦。男女所同不易之位也。《脉法》赞曰：左大顺男，右大顺女。吾子之言，非惟左右倒置，似以大为充，果有说以通之乎？曰：大，本病脉也。今以大为顺，盖有充足之义，故敢以充言之。《脉经》一部，谆谆于教为医者尔，此左右当以医者为言，若主于病，奚止于千里之谬。或曰：上文言肝、心出左，脾、肺出右，左主司官，右主司府，下文言左为人迎，右为气口，皆以病人之左右而为言，何若是之相反耶？曰：《脉经》第九篇之第五章，上文大、浮、数、动、长、滑、沉、涩、弱、弦、短、微，此言形状之阴阳；下文关前关后等语，又言部位之阴阳。阴附阳，阳附阴，皆言血气之阴阳。同为论脉之阴阳，而所指不同若此，上下异文，何足疑乎！赞曰：阴病治官非治血乎，阳病治腑非治气乎。由此参考，或恐与经意有合。

茹淡论

或问：《内经》谓：精不足者，补之以味。又曰：地食人以五味。古者年五十食肉，子今年迈七十矣，尽却盐醯，岂中道乎？何子之神茂而色泽也？曰：味有出于天赋者，有成于人为者。天之所赋者，若谷菽菜果，自然冲和之味，有食人补阴之功，此《内经》所谓味也；人之所为者，皆烹饪调和偏厚之味，有致疾伐命之毒，此吾子所疑之味也。今盐醯之却，非真茹淡者，大麦与粟之咸，粳米、山药之甘，葱、薤之辛之类，皆味也。子以为淡乎！安于冲和之味者，心之收，火之降也；以偏厚之味为安者，欲之纵，火之胜也。何疑之有？《内经》又曰：阴之所生，本在五味。非天赋之味乎？阴之五宫，伤在五味。非人为之味乎？圣人防民之具，于是为备。凡人饥则必食，彼粳米甘而淡者，土之德也，物之属阴而最补者也，惟可与菜同进。经以菜为充者，恐于饥时顿食，或虑过多，因致胃损，故以菜助其充足，取其疏通而易化，此天地生物之仁也。《论语》曰：肉虽多，不使胜食气。《传》曰：宾主终日百拜，而酒三行，以避酒祸。此圣人施教之意也。盖谷与肥鲜同进，厚味得谷为助，其积之也久，宁不助阴火而致毒乎？故服食家在却谷者则可，不却谷而服食，未有不被其毒者。《内经》谓：久而增气，物化之常，气增而久，夭之由也。彼安于厚味者，未之思尔。或又问：精不足者，补之以味，何不言气补？曰：味，阴也；气，阳也。补精以阴，求其本也，故补之以味。若甘草、白术、地黄、泽泻、五味子、天门冬之类，皆味之厚者也。经曰：虚者补之。正此意也。上文谓形不足者，温之以气，夫为劳倦所伤，气之虚，故不足；温者，养也；温存以养，使气自充，气完则形完矣，故言温不言补。经曰：劳者温之。正此意也。彼为《局方》者，不知出此，凡诸虚损证，悉以温热佐辅补药，名之曰温补，不能求经旨者也。

呃逆论

呃，病气逆也。气自脐下直冲，上出于口而作声之名也。书曰：火炎上。《内经》曰：诸逆冲上，皆属于火。东垣谓：火与元气不两立。又谓：火，气之贼也。古方悉以胃弱言之，而不及火，且以丁香、柿蒂、竹茹、陈皮等剂治之，未审孰为降火，孰为补虚。人之阴气，依胃为养，脾土伤损，则木气侮之矣，此土败木贼也。阴为火所乘，不得内守，大挟相火乘之，故直冲清道而上。言胃弱者，阴弱也，虚之甚也。病人见此，似为死证，然亦有实者，不可不知，敢陈其说。

赵立道年近五十，质弱而多怒，七月炎暑，大饥索饭，其家不能急具，因大怒。两日后得滞下病，口渴，自以冷水调生蜜饮之甚快，滞下亦渐缓。如此者五七日，召予视，脉稍大不数，遂令止蜜水，渴时但令以人参、白术煎汤，调益元散与之，滞下亦渐收。七八日后，觉倦甚发呃，予知其因下久而阴虚也，令其守前药。然滞下尚未止，又以炼蜜饮之。如此者三日，呃犹未止，众皆尤药之未当，将以姜附饮之。予曰：补药无速效。附子非补阴者，服之必死。众曰：冷水饮多，得无寒乎？予曰：炎暑如此，饮凉非寒，勿多疑，待以日数，力到当自止。又四日而呃止，滞下亦安。

又陈择仁年近七十，厚味之人也，有久喘病，而作止不常。新秋患滞下，食大减，至五七日后呃作，召予视，脉皆大豁，众以为难。予曰：形瘦者尚可为。以人参白术汤下大补丸以补血，至七日而安。

此二人者，虚之为也。

又一女子年逾笄，性躁味厚，暑月因大怒而呃作，每作则举身跳动，神昏不知人，问之乃知暴病。视其形气俱实，遂以人参芦煎汤饮一碗，大吐顽痰数碗，大汗，昏睡，一日而安。人参入手太阴，补阳中之阴者也，芦则反尔，大泻太阴之阳。女子暴怒气上，肝主怒，肺主气，经曰：怒则气逆。气因怒逆，肝木乘火侮肺，故呃大作而神昏。参芦喜吐，痰尽气降而火衰，金气复位，胃气得和而解。麻黄发汗，节能止汗；谷属金，糠之性热；麦属阳，麸之性凉。先儒谓物物具太极，学者其可不触类而长，引而伸之乎！

房中补益论

或问：《千金方》有房中补益法，可用否？予应之曰：传曰：吉凶悔吝生乎动，故人之疾病亦生于动，其动之极也，病而死矣。人之有生，心为火居上，肾为水居下，水能升而火能降，一升一降，无有穷已，故生意存焉。水之体静，火之体动，动易而静难，圣人于此未尝忘言也。儒者立教，曰正心、收心、养心，皆所以防此火之动于妄也。医者立教，恬淡虚无，精神内守，亦所以遏此火之动于妄也。盖相火藏于肝肾阴分，君火不妄动，相火惟有禀命守位而已，焉有燔灼之虐焰，飞走之狂势也哉！《易·兑》取象于少女。兑，说也。遇少男艮为咸。咸，无心之感也。艮，止也。居中之法，有艮止之义焉。若艮而不止，徒有戕贼，何补益之有？窃详《千金》之意，彼壮年贪纵者，水之体非向日之静也，故著房中之法，为补益之助，此可用于质壮心静，遇敌不动之人也。苟无圣贤之心，神仙之骨，未易为也。女法水，男法火，水能制火，一乐于与，一乐于取，此自然之理也。若以房中为补，杀人多矣。况中古以下，风俗日偷，资禀日薄，说梦向痴，难矣哉。

天气属金说

邵子曰：天依地，地依天，天地自相依附。《内经》曰：大气举之也。夫自清浊肇分，天以气运于外而摄水，地以形居中而浮于水者也。是气也，即天之谓也。自其无极者观之，故曰天气，至清、至刚、至健，属乎金者也。非至刚，不能摄此水；非至健，不能运行无息以举地之重；非至清，其刚健不能长上古而不老。或曰：子以天气为属金者，固《易》卦取象之义，何至遂以属金言之乎？善言天者，必有证于人；善言大者，必有譬于小，愿明以告我。曰：天生万物人为贵，人形象天，可以取譬。肺主气，外应皮毛，《内经》谓阳为外卫，非皮毛乎，此天之象也；其包裹骨肉、脏腑于其中，此地之象也；血行于皮里肉腠，昼夜周流无端，此水之象也。合三者而观，非水浮地，天摄水，地悬于中乎！圣人作《易》，取金为气之象，厥有旨哉。

张子和攻击注论

愚阅张子和书，惟务攻击，其意以为正气不能自病，因为邪所客，所以为病也。邪去正气自安，因病有在上、在中、在下深浅之不同，立为汗、吐、下三法以攻之。初看其书，将谓医之法尽于是矣。后因思《内经》有谓之虚者，精气虚也；谓之实者、邪气实也。夫邪所客，必因正气之虚，然后邪得而客之。苟正气实，邪无自入之理。由是于子和之法，不能不致疑于其间。又思《内经》有言，阴平阳秘，精神乃治；阴阳离决，精气乃绝。又思仲景有言，病当汗解，诊其尺脉涩，当与黄芪建中汤补之，然后汗之。于是以子和之书，非子和之笔也。驰名中土，其法必有过于朋辈者，何其书之所言与《内经》、仲景之意若是之不同也？于是决意于得名师，以为之依归，发其茅塞。遂游江湖，但闻某处有某治医，便往拜而问之，连经数郡，无一人焉。后到定城，始得《原病式》东垣方稿，乃大悟子和之孟浪，然终未得的然之议论，将谓江浙间无可为师者。泰定乙丑夏，始得闻罗太无并陈芝岩之言，遂往拜之，蒙叱骂者五七次，趑趄三阅月，始得降接。因观罗先生治一病僧，黄瘦倦怠，罗公诊其病因，乃蜀人，出家时其母在堂，及游浙右经七年，忽一日念母之心不可遏，欲归无腰缠，徒而朝夕西望而泣，以是得病。时僧二十五岁，罗令其隔壁泊宿，每日以牛肉、猪肚甘肥等，煮糜烂与之。几经半月余，且时以慰谕之言劳之，又曰：我与钞十锭作路费，我不望报，但欲救汝之死命尔。察其形稍苏，与桃仁承气，一日三帖下之，皆是血块痰积方止，次日只与熟菜稀粥将息，又半月，其人遂如故。又半月余，与钞十锭遂行。因大悟攻击之法，必其人充实，禀质本壮乃可行也。否则邪去而正气伤，小病必重，重病必死。罗每日有求医者来，必令其诊视脉状回禀，罗但卧听，口授用某药治某病，以某药监其药，以某药为引经，往来一年半，并无一定之方。至于一方之中，自有攻补兼用者，亦有先攻后补者，有先补后攻者，又大悟古方治今病，焉能吻合？随时取中，其此之谓乎！是时罗又言，用古方治今病，正如拆旧屋，揍新屋，其材木非一，不再经匠氏之手，其可用乎？由是又思许学士释微论曰：予读仲景书，用仲景之法，然未尝守仲景之方，乃为得仲景之心也。遂取东垣方藁，手自抄录，乃悟治病人当如汉高祖纵秦暴，周武王纵商之后，自非发财散粟与三章之法，其受伤之气，倦惫之人，何由而平复也？于是定为阴易乏，阳易亢，攻击宜详审，正气须保护，以《局方》为戒哉。

局方发挥

元·朱震亨◎撰

《和剂局方》之为书也，可以据证检方，即方用药，不必求医，不必修制，寻赎见成丸散，病痛便可安痊。仁民之意，可谓至矣！自宋迄今，官府守之以为法，医门传之以为业，病者恃之以立命，世人习之以成俗。然予窃有疑焉。何者？古人以神圣工巧言医。又曰：医者，意也。以其传授虽的，造诣虽深，临机应变，如对敌之将，操舟之工，自非尽君子随时反中之妙，宁无愧于医乎？今乃集前人已效之方，应今人无限之病，何异刻舟求剑，按图索骥？冀其偶然中，难矣！

或曰：仲景治伤寒著一百一十三方，治杂病著《金匮要略》曰二十有三门。历代名方，汗牛充栋，流传至今，明效大验，显然耳目。今吾子致疑于《局方》，无乃失之谬妄乎？

予曰：医之视病问证，已得病之情矣。然病者一身血气有浅深，体段有上下，脏腑有内外，时月有久近，形志有苦乐，肌肤有厚薄，能毒有可否，标本有先后；年有老弱，治有五方，令有四时；某药治某病，某经用某药；孰为正治反治，孰为君臣佐使。合是数者，计较分毫；议方治疗，贵乎适中。今观《局方》，别无病源议论，止于各方条述证候，继以药石之分两，修制药饵之法度，而又勉其多服、常服、久服。殊不知一方通治诸病，似乎立法简便，广络原野，冀获一二，宁免许学士之诮乎？仲景诸方，实万世医门之规矩准绳也，后之欲为方圆平直者，必于是而取则焉。然犹设为问难，药作何应，处以何法。许学士亦曰：我善读仲景书而知其意，然未尝全用其方。《局方》制作将拟仲景耶？故不揣荒陋，敢陈管见，倘蒙改而正诸，实为医道之幸。今世所谓风病，大率与诸痿证混同论治，良由《局方》多以治风之药，通治诸痿也。古圣论风、论痿，各有篇目；源流不同，治法亦异，不得不辨。按风论，风者，百病之长，至其变化，乃为他病。又曰善行数变，曰因于露风，曰先受邪，曰在腠理，曰客，曰入，曰伤，曰中。历陈五脏与胃之伤，皆多汗而恶风。其发明风邪系外感之病，有脏腑、内外、虚实、寒热之不同，若是之明且尽也。别无瘫痪、痿弱、卒中不省、僵仆、㖞斜、挛缩、眩晕、语涩、不语之文。

新旧所录治风之方凡十道，且即至宝丹、灵宝丹论之，曰治中风不语，治中风语涩。夫不语与语涩，其可一例看乎？有失音不语，有舌强不语，有神昏不语，有口噤不语；有舌纵语涩，有舌麻语涩。治大肠风秘，秘有风热，有风虚，曾谓一方可通治乎？又曰：治口鼻血出。夫口鼻出血，皆是阳盛阴虚，有升无降，血随气上，越出上窍。法当补阴抑阳，气降则血归经，岂可以轻扬飞窜之脑麝，佐之以燥悍之金石乎？又曰：治皮肤燥痒。经曰：诸痒为虚，血不荣肌腠，所以痒也。当与滋补药以养阴血，血和肌润，痒自不作，岂可以一十七两重之金石，佐以五两重之脑麝、香桂，而欲以一两重之当归和血，一升之童便活血，一升之生地黄汁生血？夫枯槁之血，果能和而生乎？果能润泽肌肉之干瘦乎？又曰：治难产死胎，血脉不行，此血气滞病也。又曰：治神昏恍惚，久在床枕，此血气虚弱也。夫治血以血药，治虚以补药，彼燥悍香窜之剂，固可以劫滞气，果可以治血而补虚乎？

润体丸等三十余方，皆曰治诸风，治一切风，治一应风，治男子三十六种风。其为主治甚为浩博，且寒热虚实判然迥别，一方通治，果合经意乎？果能去病乎？

龙虎丹、排风汤俱系治五脏风，而排风又曰风发，又似有内出之意。夫病既在五脏，道远而所感深，一则用麻黄三两，以发其表；一则用脑麝六两，以泻其卫，而谓可以治脏病乎？借曰：在龙虎则有寒水石一斤以为镇坠；在排风则有白术、当归以为补养；此殆与古人辅佐因用之意合。吁！脏病属里，而用发表泻卫之药，宁不犯诛伐无过之戒乎？宁不助病邪而伐根本乎？

骨碎补丸治肝肾风虚，乳香宣经丸治体虚，换腿丸治足三阴经虚，或因感风而虚，或因虚而感风。既曰体虚、肝肾虚、足三阴经虚，病非轻小，理宜补养，而自然铜、半夏、威灵仙、荆芥、地龙、川楝、乌药、防风、牵牛、灵脂、草乌、羌活、石南、天麻、南星、槟榔等疏通燥疾之药，居补剂之太半，果可以补虚乎？

七圣散之治风湿流注，活血应痛丸之治风湿客肾经，微汗以散风，导水以行湿，仲景法也。观其用药，何者为散风？何者谓行湿？吾不得而知也。

三生饮之治外感风寒，内伤喜怒，或六脉沉伏，或指下浮盛及痰厥气虚，大有神效。治外感以发散，仲景法也；治内伤以补养，东垣法也；谁能易之？脉之沉伏浮盛，其寒热、表里、虚实之相远，若水火然，似难同药。痰厥因于寒或能成功，血气虚者何以收救？

以上诸疑，特举其显者耳！若毫分缕析，更仆未可尽也，姑用置之忘言。

或曰：吾子谓《内经·风论》主于外感，其用麻黄、桂枝、乌附辈将以解风寒也，其用脑麝、威灵仙、黑牵牛辈将以行凝滞也。子之言过矣！

予应之曰：风病外感，善行数变，其病多实少虚，发表行滞，有何不可？治风之外，何为又历述神魂恍惚，起便须人，手足不随，神志昏愦，瘫痪亸曳，手足筋衰，眩晕倒仆，半身不遂，脚膝缓弱，四肢无力，颤掉拘挛，不语，语涩，诸痿等证，悉皆治之。

考诸痿论，肺热叶焦，五脏因而受之，发为痿躄。心气热生脉痿，故胫纵不任地。肝气热生筋痿，故宗筋弛纵。脾气热生肉痿，故痹而不仁。肾气热生骨痿，故足不任身。又曰诸痿皆属于上。谓之上者，指病之本在肺也。又曰昏惑，曰瘛疭，曰瞀闷，曰瞀昧，曰暴病，曰郁冒，曰蒙昧，曰暴瘖，曰瞀瘛，皆属于火。又曰四肢不举，曰舌本强，曰足痿不收，曰痰涎有声，皆属于土。又《礼记》注曰：鱼肉天产也，以养阳作阳德，以为倦怠，悉是湿热内伤之病，当作诸痿治之。何《局方》治风之方，兼治痿者十居其九？不思诸痿皆起于肺热，传入五脏，散为诸证，大抵只宜补养，若以外感风邪治之，宁免实实虚虚之祸乎？

或曰：经曰：诸风掉眩，皆属于肝；诸暴强直，皆属于风。至于掉振不能久立，善暴僵仆，皆以为木病。肝属木，风者木之气，曰掉、曰掉振，非颤掉乎？曰眩，非眩晕乎？曰不能久立，非筋衰乎？非缓弱无力乎？曰诸暴强直，非不随乎？曰善暴僵仆，非倒仆乎？又曰瞀闷，曰瞀昧，曰暴病，曰郁冒、蒙昧、暴瘖，曰瞀瘛，与上文所谓属肝、属风、属木之病相似，何为皆属于火？曰舌本强，曰痰涎有声，何为皆属于土？痿论俱未尝言及。而吾子合火土二家之病，而又与倦怠并言，总作诸痿治之，其将有说以通之乎？

予应之曰：按《原病式》曰：风病多因热甚。俗云风者，言末而忘其本也。所以中风而有瘫痪诸证者，非谓肝木之风实甚而卒中之也，亦非外中于风，良由将息失宜，肾水虚甚，则心火暴盛，水不制火也。火热之气怫郁，神明昏冒，筋骨不用，而卒倒无所知也。亦有因喜、怒、思、悲、恐五志过极而卒中者，五志过热甚故也。又《原病式》曰：脾之脉，连舌本，散舌下。今脾脏受邪故舌强。又河间曰：胃膈热甚，火气炎上，传化失常，故津液涌而为痰涎潮上；因其稠黏难出，故作声也。一以属脾，一以为胃，热谓之属火与土，不亦宜乎？虽然岐伯、仲景、孙思邈之言风，大意似指外邪之感，刘河间之言风，明指内伤热证，实与痿论所言诸痿生于热相合。外感之邪，有寒热虚实，而挟寒者多；内伤之热，皆是虚证，无寒可散，无实可泻。《局方》本为外感立方，而以内伤热证混同出治，其为害也，似非细故。

或曰：风分内外，痿病因热，既得闻命矣。手阳明大肠经，肺之腑也；足阳明胃经，脾之腑也。治痿之法，取阳明一经，此引而未发之言，愿明以告我。

予曰：诸痿生于肺热，只此一句，便见治法大意。经曰：东方实西方虚，泻南方补北方。此固是就生克言补泻，而大经大法不外于此。东方，木，肝也；西方，金，肺也；南方，火，心也；北方，水，肾也。五行之中，惟火有二，肾虽有二，水居其一，阳常有余，阴常不足。故经曰一水不胜二火，理之必然。

肺金体燥而居上，主气，畏火者也。脾土性湿而居中，主四肢，畏木者也。火性炎上，若嗜欲无节，则水失所养，火寡于畏而侮所胜，肺得火邪而热矣。木性刚急，肺受热则金失所养，木寡于畏而侮所胜，脾得木邪而伤矣。肺热则不能管摄一身，脾伤则四肢不能为用，而诸痿之病作。泻南方则肺金清，而东方不实，何脾伤之有？补北方则心火降，而西方不虚，何肺热之有？故阳明实则宗筋润，能束骨而利机关矣。治痿之法，无出于此。

骆隆吉亦曰：风火既炽，当滋肾水。东垣先生取黄柏为君，黄芪等补药之辅佐以治诸痿，而无一定之方。有兼痰积者，有湿多者，有热多者，有湿热相半者，有挟气者，临病制方，其善于治痿者乎！

虽然，药中肯綮矣。若将理失宜，圣医不治也。天产作阳，厚味发热，先哲格言。但是患痿之人，若不淡薄食味，吾知其必不能安全也。

或曰：小续命汤与《要略》相表里，非外感之药乎？地仙丹治劳伤肾惫，非内伤之药乎？其将何以议之？

予曰：小续命汤比《要略》少当归、石膏，多附子、防风、防己，果与仲景意合否也？仲景谓汗出则止药，《局方》则曰久服差，又曰久病风、阴晦时更宜与，又曰治诸风，似皆非仲景意。然麻黄、防己可久服乎？诸风可通治乎？

地仙丹既曰补肾，而滋补之药与僭燥走窜之药相半用之，肾恶燥，而谓可以补肾乎？借曰：足少阴经，非附子辈不能自达。八味丸，仲景肾经药也，八两地黄以一两附子佐之，观此则是非可得而定矣，非吾之过论也。

又观治气一门，有曰治一切气，冷气、滞气、逆气、上气，用安息香丸、丁沉丸、大沉香丸、苏子丸、匀气散、如神丸、集香丸、白沉香丸、煨姜丸、盐煎散、七气汤、九痛温白丸、生姜汤；其治呕吐、膈噎也，用五膈丸、五膈宽中散、膈气散、酒癥丸、草豆蔻丸、撞气丸、人参丁香散；其治吞酸也，用丁沉煎丸、小理中丸；其治痰饮也，用倍术丸、消饮丸、温中化痰丸、五套丸。且于各方条下，或曰口苦失味，曰嗳酸，曰舌涩，曰吐清水，曰痞满，曰气急，曰胁下急痛，曰五心中热，口烂生疮，皆是明著热证，何为率用热药？

夫周流于人之一身以为生者，气也。阳往则阴来，阴往则阳来，一升一降，无有穷已。苟内不伤于七情，外不感于六淫，其为气也，何病之有？今曰冷气、滞气、逆气、上气，皆是肺受火邪，气得炎上之化，有升无降，熏蒸清道，甚而至于上焦不纳，中焦不化，下焦不渗，辗转传变，为呕为吐，为膈为噎，为痰为饮，为翻胃，为吞酸。夫治寒以热，治热以寒，此正治之法也；治热用热，治寒用寒，此反佐之法也。详味前方，既非正治，又非反佐，此愚之所以不能无疑也。

谨按《原病式》曰：诸呕吐酸，皆属于热；诸积饮痞膈中满，皆属于湿；诸气逆冲上，呕涌溢，食不下，皆属于火；诸坚痞，腹满急痛，吐腥秽，皆属于寒，深契仲景之意。《金匮要略》曰：胸痹病，胸背痛，栝蒌薤白汤主之；胸痹，心痛彻背，栝蒌薤白半夏汤主之；心下痞气，气结在胸，胁下上逆抢心者，枳实薤白栝蒌桂枝汤主之；呕而心下痞者，半夏泻心汤主之；干呕而利者，黄芩加半夏生姜汤主之；诸呕吐，谷不得入者，小半夏汤主之；呕吐，病在膈上者，猪苓汤主之；胃反呕吐者，半夏参蜜汤主之；食已即吐者，大黄甘草汤主之；胃反，吐而渴者，茯苓泽泻汤主之；吐后欲饮者，文蛤汤主之；病似呕不呕，似哕不哕，心中无奈者，姜汁半夏汤主之；干呕，手足冷者，陈皮汤主之；哕逆者，陈皮竹茹汤主之；干呕下痢者，黄芩汤主之；气冲上者，皂荚丸主之；上气脉浮者，厚朴麻黄汤主之；上气脉沉者，泽漆汤主之；大逆上气者，麦门冬汤主之；心下有痰饮，胸胁支满，目眩，茯苓桂术汤主之；短气有微饮，当从小便出之，宜茯苓桂术甘草汤，肾气丸亦主之；病者脉伏，其人欲自利，利者反快，虽利，心下续坚满者，此为流饮欲去故也，甘遂半夏汤主之；病悬饮者，十枣汤主之；病溢饮者，当发其汗，宜大青龙汤，又宜用小青龙汤；心下有支饮，其人苦冒眩，泽泻汤主之；支饮胸满者，厚朴大黄汤主之；支饮不得息，葶苈大枣泻肺汤主之；呕家本渴，今反不渴，心中有支饮故也，小半夏汤主之；卒呕吐，心下痞，膈间有水，眩悸者，小半夏加茯苓汤主之；假令瘦人，脐下有悸者，吐涎沫而头眩，水也，五苓散主之；心胸有停痰宿水，自吐水后，心胸间虚，气满不能食，消痰气令能食，茯苓饮主之；先渴后呕，为水停心下，此属饮家，半夏加茯苓汤主之。

观其微意，可表者汗之，可下者利之，滞者导之，郁者扬之，热者清之，寒者温之，偏寒偏热者反佐而行之，挟湿者淡以渗之，挟虚者补而养之，何尝例用辛香燥热之剂，以火济之火，实实虚虚，咎将谁执？

或曰：《脉诀》谓热则生风，冷生气，寒主收引。今冷气上冲矣，气逆矣，气滞矣，非冷而何？吾子引仲景之言而斥其非，然则诸气诸饮，呕吐反胃，吞酸等病，将无寒证耶？

予曰：五脏各有火，五志激之，其火随起。若诸寒为病，必须身犯寒气，口得寒物，乃为病寒，非若诸火病自内作，所以气之病寒者，十无一二。

或曰：其余痰气，呕吐吞酸，噎膈反胃，作热作火论治，于理可通。若病人自言冷气从下而上者，非冷而何？

予曰：上升之气，自肝而出，中挟相火，自下而出，其热为甚，自觉其冷，非真冷也，火极似水，积热之甚，阳亢阴微，故见此证。冷生气者，出高阳生之谬言也。若病果因感寒，当以去寒之剂治之，何至例用辛香燥热为方，不知权变，宁不误人？

或曰：气上升者，皆用黑锡丹、养正丹、养气丹等药，以为镇坠，然服之者随手得效，吾子以为热甚之病，亦将有误耶？

予曰：相火之外，又有脏腑厥阳之火，五志之动，各有火起。相火者，此经所谓一水不胜二火之火，出于天造。厥阳者，此经所谓一水不胜五火之火，出于人欲。气之升也，随火炎上，升而不降，孰能御之？今人欲借丹剂之重坠而降之，气郁为湿痰，丹性热燥，湿痰被劫，亦为暂开，所以清快。丹药之发，偏助狂火，阴血愈耗，其升愈甚，俗人喜温，迷而不返，被此祸者，滔滔皆是。

或曰：丹药之坠，欲降而升，然则，如之何则可？

予曰：投以辛凉，行以辛温，制伏肝邪；治以咸寒，佐以甘温，收以苦甘，和以甘淡，补养阴血，阳自相附，阴阳比和，何升之有？先哲格言，其则不远，吾不赘及。

或曰：吐酸，《素问》明以为热，东垣又言为寒，何也？

予曰：吐酸与吞酸不同，吐酸是吐出酸水如醋，平时津液随上升之气郁积而成。郁积之久，湿中生热，故从火化，遂作酸味，非热而何？其有积之于久，不能自涌而出，伏于肺胃之间，咯不得上，咽不得下；肌表得风寒，则内热愈郁，而酸味刺心；肌表温暖，腠理开发，或得香热汤丸，津液得行，亦得暂解，非寒而何？《素问》言热者，言其本也；东垣言寒者，言其末也。但东垣不言外得风寒，而作收气立说，欲泻肺金之实；又谓寒药不可治酸，而用安胃汤、加减二陈汤，俱犯丁香，且无治热湿郁积之法，为未合经意。予尝治吞酸，用黄连、茱萸各制炒，随时令迭为佐使，苍术、茯苓为主病，汤浸炊饼为小丸吞之，仍教以粗食蔬菜自养，则病易安。

或曰：苏合香丸虽是类聚香药，其治骨蒸、殗殜、月闭、狐狸等病，吾子以为然乎？

予曰：古人制方用药群队者，必是攻补兼施，彼此相制，气味相次，孰为主病，孰为引经，或用正治，或用反佐，各有意义。今方中用药一十五味，除白术、朱砂、诃子共六两，其余一十二味共二十一两，皆是性急轻窜之剂，往往用之于气病与暴仆昏昧之人，其冲突经络，漂荡气血，若摧枯拉朽然，不特此也。至如草豆蔻散，教人于夏月浓煎，以代热水。夫草豆蔻，性大热，去寒邪，夏月有何寒气而欲多服？缩脾饮用草果亦是此意。且夏食寒，所以养阳也。草豆蔻、草果其食寒之意乎？

不特此也，抑又有甚者焉。接气丹曰，阳气暴绝，当是阴先亏，阴先亏则阳气无所依附，遂致飞越而暴绝也。上文乃曰，阴气独盛，阴气若盛，阳气焉有暴绝之理？假令阳气暴绝，宜以滋补之剂保养而镇静之，庶乎其有合夏食寒以为养阳之本，何至又服辛香燥热之剂乎？且此丹下咽，暴绝之阳果能接乎？孰为是否，君其算之。

或曰：《局方》言阴胜，阴邪盛也。阴邪既盛，阳有暴绝之理；子之所言，与阳气相对待之阴也。果有阴亏而阳绝者，吾子其能救之乎？

予曰：阴阳二字，固以对待而言，所指无定在，或言寒热，或言血气，或言脏腑，或言表里，或言动静，或言虚实，或言清浊，或言奇偶，或言上下，或言正邪，或言生杀，或言左右。求其立言之意，当是阴鬼之邪耳！阴鬼为邪，自当作邪鬼治之。若阴先亏而阳暴绝者，尝治一人矣。

浦江郑兄年近六十，奉养受用之人也。仲夏久患滞下，而又犯房劳。忽一晚正走厕间，两手舒撒，两眼开而无光，尿自出，汗如雨，喉如拽锯，呼吸甚微，其脉大而无伦次，无部位，可畏之甚。余适在彼，急令煎人参膏，且与灸气海穴，艾炷如小指大，至十八壮，右手能动，又三壮，唇微动；参膏亦成，遂与一盏，至半夜后尽三盏，眼能动；尽二斤方能言而索粥；尽五斤而利止；十斤而安。

或曰：诸气、诸饮与呕吐、吞酸、膈噎、反胃等证，《局方》未中肯綮，我知之矣。然则《要略》之方，果足用乎？抑犹有未发者乎？

予曰：天地气化无穷，人身之病亦变化无穷。仲景之书，载道者也。医之良者，引例推类，可谓无穷之应用，借令略有加减修合，终难逾越矩度。

夫气之初病也，其端甚微，或因些少饮食不谨，或外冒风雨，或内感七情，或食味过厚，偏助阳气，积成膈热，或资禀充实，表密无汗；或性急易怒，火炎上，以致津液不行，清浊相干。气为之病，或痞或痛，不思食，或噫腐气，或吞酸，或嘈杂，或膨满。不求原本，便认为寒，遽以辛香燥热之剂投之，数贴时暂得快，以为神方。厚味仍前不节，七情反复相仍，旧病被劫暂开，浊液易于攒聚，或半月，或一月，前证复作。如此延蔓，自气成积，自积成痰，此为痰、为饮、为吞酸之由也。

良工未遇，谬药又行，痰挟瘀血，遂成窠囊，此为痞、为痛呕吐、为噎膈、反胃之次第也。饮食汤液，滞泥不行，渗道蹇涩，大便或秘或溏，下失传化，中焦愈停，医者不察，犹执为冷，翻思前药，随手得快。至此宾主皆恨药欠燥热，颙伺久服，可以温脾壮胃，消积行气，以冀一旦豁然之效。不思胃为水谷之海，多血多气，清和则能受，脾为消化之气，清和则能运。今久得香热之偏助，气血沸腾，其始也，胃液凝聚，无所容受；其久也，脾气耗散，传化渐迟。其有胃热易饥，急于得食，脾伤不磨，郁积成痛；医者犹曰虚而积寒，非寻常草木可疗，径以乌附佐丹剂，专意服饵。积而久也，血液俱耗，胃脘干槁。其槁在上，近咽之下，水饮可行，食物难入，间或可入亦不多，名之曰噎。其槁在下，与胃为近，食虽可入，难尽入胃，良久复出，名之曰膈，亦曰反胃，大便秘少，若羊矢然。名虽不同，病出一体。

《要略》论饮有六，曰痰饮、悬饮、溢饮、支饮、留饮、伏饮，分别五脏诸证，治法至矣尽矣。第恨医者不善处治，病者不守禁忌，遂使药助病邪，辗转深痼，去生渐远，深可哀悯。

或曰：《千金》诸方，治噎膈、反胃，未尝废姜、桂等剂，何吾子之多言也？

予曰：气之郁滞，久留清道，非借香热，不足以行。然悉有大黄、石膏、竹茹、芒硝、泽泻、前胡、朴硝、茯苓、黄芩、芦根、瓜蒌等药为之佐使，其始则同，其终则异，病邪易伏，其病自安。

或曰：胃脘干槁者，古方果可治乎？将他有要捷之法者，或可补前人之未发者乎？

予曰：古方用人参以补肺，御米以解毒，竹沥以消痰，干姜以养血，粟米以实胃，蜜水以润燥，姜以去秽，正是此意。张鸡峰亦曰：噎当是神思间病，惟内观自养，可以治之。此言深中病情，而施治之法，亦为近理。

夫噎病，生于血干。夫血，阴气也。阴主静，内外两静，则脏腑之火不起，而金水二气有养，阴血自生，肠胃津润，传化合宜，何噎之有？因触类而长，曾制一方，治中年妇人，以四物汤加和白陈皮、留尖桃仁、生甘草、酒红花，浓煎，入驴尿饮，以防其或生虫也。与数十贴而安。又台州治一匠者，年近三十，勤于工作，而有艾妻，且喜酒，其面白，其脉涩，重则大而无力。乃令谢去工作，卧于牛家，取新温牛乳细饮之，每顿尽一杯，一昼夜可饮五七次，尽却食物，以渐而至八九次，半月大便润，月余而安。然或口干，盖酒毒未解，间饮甘蔗汁少许。

或者又曰：古方之治噎膈、反胃，未有不言寒者，子何不思之甚？

予曰：古人著方，必为当时抱病者设也。其人实因于寒，故用之而得效，后人遂录以为今式。不比《局方》泛编成书，使天下后世之人，凡有此证者，率遵守以为之定法，而专以香热为用也。虽然挟寒者亦或有之，但今人之染此病，率因痰气，久得医药，传变而成，其为无寒也明矣。

或曰：治脾肾以温补药，岂非《局方》之良法耶？吾子其将何以议之？

予曰：众言淆乱，必折诸圣。切恐脾肾有病，未必皆寒。观其养脾丸，治脾胃虚冷，体倦不食；嘉禾散治脾胃不和，不能多食；消食丸治脾胃俱虚，饮食不下；小独圣丸治脾胃不和，不思饮食；大七香丸治脾冷胃虚，不思饮食；连翘丸治脾胃不和，饮食不下；分气紫苏饮治脾胃不和；木香饼子治脾胃虚寒；温中良姜丸曰温脾胃；夺命抽刀散曰脾胃冷；烧脾散曰脾胃虚；进食散曰脾胃虚冷，不思饮食；丁香煮散曰脾冷胃寒；二姜丸曰养脾温胃；姜合丸曰脾胃久虚；蓬煎丸曰脾胃虚弱；守金丸曰脾胃虚冷；集香丸曰脾胃不和；蟠葱散曰脾胃虚冷；壮脾丸曰脾胃虚弱；人参丁香散曰脾胃虚弱；人参煮散曰脾胃不和；丁香透膈汤曰脾胃不和；丁香五夺丸曰脾胃虚弱；腽肭脐丸之壮气暖肾；菟丝子丸之治肾虚；金钗石斛丸之治气不足；茴香丸之治脏虚冷；玉霜丸之治气虚；安肾丸之治肾积寒；麝香鹿茸丸之益气；养正丹之治诸虚；朴附丸之治脾胃虚弱；接气丹之治真气虚；四神丹之治五脏；沉香鹿茸丸之治气不足；椒附丸之温五脏；苁蓉大补丸之治五脏元气虚；钟乳白泽丸之治诸虚；三建汤之治气不足；甚者类聚丹剂，悉曰补脾胃，温脾胃，补肾，补五脏，补真气。而各方条下，曰舌苦，曰面黄，曰舌苦无味，曰中酒、吐酒，曰酒积，曰酒癖，曰饮酒多，曰酒过伤，曰气促喘急，曰口淡，曰舌涩，曰噫醋，曰舌干，曰溺数，曰水道涩痛，曰小便出血，曰口苦，曰咽干，曰气促，曰盗汗，曰失精，曰津液内燥，曰气上冲，曰外肾痒，曰枯槁失血，曰口唇干燥，曰喘满，曰肢体烦疼，曰衄血，曰小便淋沥，悉是明具热证，如何类聚燥热，而谓可以健脾温胃而滋肾补气乎？经曰：热伤脾。常服燥热，宁不伤脾乎？又曰：肾恶燥。多服燥热，宁不伤肾乎？又曰：热伤元气。久服燥热，宁不伤气乎？又曰：用热远热。又曰：有热者，寒而行之。此教人用热药之法。盖以热药治寒病，苟无寒药为之响导佐使，则病拒药而扞格不入，谓之远热者，行之以寒也。两句同一意，恐后人不识此理，故重言以明之。今《局方》辛香燥热，以类而聚之，未尝见其所谓远热也。用热而不远热，非惟不能中病，抑且正气先伤，医云乎哉！夫良医之治病也，必先求其得病之因，其虚邪也，当治其母；实邪也，当治其子；微邪也，当治其所胜；贼邪也，当治其所不胜；正邪也，当治其本经。索矩又谓：杂合受邪，病者所受，非止一端，又须察其有无杂合之邪，轻重较量，视标本之缓急，以为施治之先后。今乃一切认为寒冷，吾不知脾胃与肾，一向只是寒冷为病耶！论方至此，虽至愚昧，不能不致疑也。

吾又考之《要略》矣，诸呕吐，谷不得入者，小半夏汤主之；疸病，寒热不食，食则头眩，心胸不安者，茵陈汤主之；身肿而冷，胸窒不能食，病在骨节，发汗则安；心胸停痰吐水，虚满不能食者，茯苓汤主之；中风，手足拘急，恶寒，不欲饮食者，三黄汤主之；下利，不欲饮食者，大承气汤主之；五劳虚极，羸瘦，不能食者，大黄䗪虫丸主之；虚劳不足，汗出而闷，脉结心悸者，炙甘草汤主之；虚劳腰痛，小腹拘急者，八味丸主之；虚劳不足者，大薯蓣丸主之；虚劳虚烦不得眠者，酸枣仁汤主之。夫呕者，胸满者，吐水者，下利者，恶寒者，肿而冷者，不能饮食者，虚劳羸瘦者，虚劳汗而悸者，虚劳而腰痛者，虚劳不足者，虚劳烦而不眠者，自《局方》之法观之，宁不认为寒冷而以热药行之乎？仲景施治则不然也。痰者导之，热者清之，积者化之，湿者渗之，中气清和，自然安裕。虚者补之，血凝者散之，躁者宁之，热者和之，阴气清宁，何虚劳之有也？

或曰：伤寒一门，虽取杂方，仲景之法亦摘取之矣，吾子其忘言乎？

予曰：伤寒之法，仲景而下，发明殆尽，《局方》是否，愚不必赘。虽然仲景论伤寒矣，而未及乎中寒。先哲治胃大寒而昏中者，用附子理中汤而安，其议药则得之矣。曰伤曰中，未闻有议其异同之者。予俯而思之，伤寒有即病，有不即病，必大发热，病邪循经而入，以渐而深；中寒则仓卒感受，其病即发而暴。伤寒之人，因其旧有郁热，风寒外邪，肌腠自密，郁发为热。其初也，用麻黄、桂枝辈微表而安，以病体不甚虚也。中寒之人，乘其腠理疏豁，一身受邪，难分经络，无热可发，温补自解，此谓气之大虚也。伤寒热虽甚，不死；中寒若不急治，去生甚远，其虚实盖可见矣。

或曰：脾胃一门，子以《局方》用药太热，未合经意。若平胃散之温和，可以补养胃气，吾子以为何如？

予曰：苍术性燥气烈，行湿解表，甚为有力。厚朴性温散气，非胀满实急者不用，承气用之可见矣。虽有陈皮、甘草之甘缓甘辛，亦是决裂耗散之剂，实无补土之和。经谓土气大过曰敦阜，亦能为病。况胃为水谷之海，多气多血，故因其病也，用之以泻有余之气，使之平尔。又须察其挟寒得寒物者投之，胃气和平，便须却药。谓之平者，非补之之谓，其可常服乎？

或曰：谓胃承气亦治胃病。谓之调者，似与平胃散之平意义相近，何用药之相远也？

予曰：调胃承气治热，中下二焦药也。经曰：热淫于内，治以咸寒。佐以苦甘。功在乎导利而行之以缓。平胃散止治湿，上焦之药也。经曰：湿上甚而热，治以苦温，佐以甘辛。以汗为效而止。

或曰：治湿不利小便，非治也，非仲景法耶，何子言之悖也？

予曰：淡渗治湿，以其湿在中下二焦。今湿在上，宜以微汗而解，不欲汗多，故不用麻黄、干葛辈。

或曰：《局方》用药多是温补，或以为未合中道，积热、痼冷两门，其制作，其取用，吾子其无以议之矣？

予曰：张仲景言一百八病，五劳六极七伤，与妇人共三十六病，孙真人言四百四病，凡遇一病，须分寒热，果寒耶，则热之；果热耶，则寒之；寒热甚耶，则反佐而制之。今列病之目，仅十有余，而分积热、痼冷两门，何不思之甚也？

《要略》中风脉紧为寒，浮为虚。肺痿吐涎，不能咳，不渴，必遗溺，此为肺中冷，甘草干姜汤温之。腹满痛，时减如故，此为寒，宜温之。下利，欲嚏不能，此腹中寒也。胁下偏痛，脉弦紧，此寒也，宜大黄附子细辛汤温之。痰饮，脉双弦者，寒也。黄疸，发热烦喘，胸满口燥，又被火劫其汗，病从湿得，身尽热而黄，此热在内，宜下之。下利，脉数而渴，设不差，则清脓血，以其有热也。妇人能食，病七八日而更发热者，此为胃实气热，宜大承气下之。产后七八日，无太阳证，小腹坚满，此恶露不尽，不大便四五日，发热晡时烦躁，食则妄言，此热在里，结在膀胱，宜大承气利之安。妇人或中风，或伤寒，经水适来适断，有寒热，皆为热入血室。

今《局方》不曾言病，而所谓寒与热者，其因何在？其病何名？果无杂合所受邪？果无时令资禀之当择耶？据外证之寒热而遂用之，果无认假为真耶？果以是为非耶？

或曰：以寒热为篇目，固未合经意，若其诸方，果有合乎？

予曰：以积热为篇目，固有可议，若诸方之制作取用，尽有妙理。吾其为子发明前人之意，恐可为用方者涓埃之助。

夫紫雪者，心、脾、肝、肾、胃经之药也；通中散、洗心散，表里血气之药也；凉膈散，心、肺、脾、胃之药也；龙脑饮子、胜冰丹、真珠散、灵液丹，上中二焦之药也；碧雪鸡苏丸、三黄丸、八正散，三焦药也；甘露丸，心、脾、肝之药也；凉膈丸，心、脾、胃之药也；抱龙丸、麦门冬散，心、肺、肝之药也；妙香丸，疏快肠胃、制伏木火药也；甘露饮，心、肺、胃药也；五淋散，血而里药也；消毒饮，气而表药也；麻仁丸，气而里药也；导赤丸，气与血而里药也；导赤散，心、小肠药也，有升有降，有散有补，有渗导，有驱逐，有因用，有引经。或缓之以甘，或收之以酸，或行之以香，或因之以蜡，或燥之以苦，观其立方，各有所主，用方之人，宜求其意。

若夫痼冷门，尤有可议者，冷即寒也，《内经》以寒为杀厉之气，今加痼于冷之上，岂非指身恶寒而口喜热之病耶？若以此外证，便认为痼冷，宜乎？夏英公之常饵乌附，常御绵帐，不知湿痰积中，抑遏阳气，不得外泄，身必恶寒。经曰：亢则害，承乃制。又刘河间曰：火极似水。故见此证，当治以咸寒，佐以甘温，视标之先后，正邪之虚实，孰缓孰急，为之正法，何至类用乌附丹剂僭燥之药，抱薪救火，屠刽何异？古人治战栗，有以大承气汤下之而愈者。恶寒战栗，明是热证，亦是因久服热药而得之者，但有虚实之分耳！

进士周本道，年近四十，得恶寒证，服附子数日而病甚，求余治。诊其脉弦而似缓，遂以江茶入姜汁、香油些少，吐痰一升许，减绵大半；又与通圣散去麻黄、大黄、芒硝，加当归、地黄，百余帖而安。

又一色目妇人，年近六十，六月内常觉恶寒战栗，喜啖热御绵，多汗如雨，其形肥肌厚，已服附子二十余，但浑身痒甚，两手脉沉涩，重取稍大，知其热甚而血虚也。以四物汤去川芎，倍地黄，加白术、黄芪、炒柏、生甘草、人参，每帖三两重。方与一帖，腹大泄、目无视、口无言，予知其病热深，而药无反佐之过也。仍取前药熟炒与之，盖借火力为响导，一帖利止，四帖精神回，十帖病全安。

又蒋氏妇，年五十余，形瘦面黑，六月喜热恶寒，两手脉沉而涩，重取似数，以三黄丸下以姜汁，每三十粒，三十帖微汗而安。彼以积热、痼冷为叙方之篇目，其得失可知矣。

泻痢一门，其用钟乳健脾丸、朝真丸、驻车丸、诃黎勒丸、大温脾丸、黄连阿胶丸、胡粉丸、桃花丸、诃黎勒散、木香散、七枣汤、赤白脂散、养脏汤、御米汤、金粟汤、狗头骨丸、豆蔻丸、肉豆蔻散、三神丸、丁香豆蔻散、止泻丸，皆用热药为主治，以涩药为佐使，当为肠虚感寒而成滑痢者设也。彼泻痢者，将无热证耶？将无积滞耶？

《内经》曰：春伤于风，夏为脓血，多属滞下。夫泻痢证，其类尤多，先贤曰湿多成泻，此确论也。曰风曰湿，固不可得而通治矣。况风与湿之外，又有杂合受邪，似难例用涩热之剂。今方中书证，有兼治里急者，有兼治后重者，有兼治里急后重者，此岂非滞下之病乎？今泻痢与滞下，混同论治，实实虚虚之患，将不俟终日矣。

或曰：然则泻痢与滞下，为病不同，治法亦别，吾子其能通之矣？

予曰：经曰：暴注下迫，皆属于热。又曰：暴注属于火。又下痢清白，属于寒。热，君火之气；火，相火之气；寒，寒水之气。属火热者二，属水寒者一。泻痢一证，似乎属热者多，属寒者少。详玩《局方》专以热涩为用，若用之于下痢清白而属于寒者，斯可矣。《经》所谓下迫者，即里急后重之谓也。其病属火，相火所为，其毒甚于热也，投以涩热，非杀之而何？

谨按仲景之法，谓下痢脉滑而数者，有宿食，当下之；下痢脉迟而滑者，实也，痢为未止，急下之；下痢脉反滑，当有所去，下之安。下痢不欲食，有宿食者，当下之；下痢腹满痛，为寒为实，当下之；下痢腹坚实，当下之；下痢谵语，有燥矢，当下之；下痢三部皆平，按之心下坚，急下之；下痢已差，至其时复发者，此为下未尽，更下之安；下痢脉大浮弦，下之当自愈。风寒下者，不可下，下后心下坚痛，脉迟，此为寒，宜温之；脉浮大，此为虚，强下之故也；设脉浮革者，因而肠鸣，当温之；下痢脉迟紧，痛未欲止，当温之；下痢心痛，急当救里，可与理中、四逆、附子辈；下痢大孔痛，宜温之。观仲景可下者十法，可温者五法，谓之下者，率用承气加减，何尝以砒、丹、巴、硇决烈燥热重毒之剂；谓之温者，率用姜附为主，何尝用钟乳、龙骨、石脂、粟壳紧涩燥毒之剂。

或曰：可下者，岂非肠胃有积滞乎？不用砒、丹、巴、硇，恐积滞未易行也。吾子以为未然，幸发明承气之意可乎？

予曰：大黄之寒，其性善走，佐以厚朴之温，善行滞气，缓以甘草之甘，饮以汤液，灌涤肠胃，滋润轻快，无所留滞，积行即止。砒、丹、巴、硇，毒热类聚，剂成丸药，其气凶暴，其体重滞，积垢虽行，毒气未过，譬如强暴贪贼，手持兵刃，其可使之徘徊顾瞻于堂奥间乎？借使有愈病之功，其肠胃清淳之气，能免旁损暗伤之患乎？仲景治痢，可温者温，可下者下，或解表，或利小便，或待其自已，区别易治、难治、不治之证，至为详密，然犹与滞下混同立方命论。其后，刘河间分别在表在里，挟风挟湿，挟热挟寒，挟虚，明著经络，堤防传变。大概发明滞下证治，尤为切要。和血则便自安，调气则后重自除，此实盲者之日月，聋者之雷霆也。

或曰：《局方》治法，将终不能仿佛仲景之方耶？

予曰：圆机活法，《内经》具举，与经意合者，仲景之书也。仲景因病以制方，《局方》制药以俟病，若之何其能仿佛也？宋命近臣雠校方书，彼近臣者术业素异，居养不同，焉知为医之事哉？虽然知尊仲景矣，亦未尝不欲效之也，徒以捧心效西施尔，观桃花丸一方可见矣。即《要略》桃花汤也。仲景以治便脓血，用赤石脂丸者，干姜、粳米同煮作汤，一饮病安，便止后药。意谓病属下焦，血虚且寒，非干姜之温，石脂之涩且重，不能止血；粳米味甘，引入肠胃，不使重涩之体，少有凝滞，故煮成汤液，药行易散，余毒亦无。《局方》不知深意，不造妙理，但取易于应用，喜其性味温补，借为止泻良方，改为丸药，剂以面糊，日与三服，其果能与仲景之意合否也？

或曰：河间之言滞下，似无挟虚挟寒者，然乎？否乎？幸明以告我。

予曰：泻痢之病，水谷或化或不化，并无努责，惟觉困倦，若滞下则不然，或脓或血，或脓血相杂，或肠垢，或无糟粕，或糟粕相混，虽有痛、不痛、大痛之异，然皆里急后重，逼迫恼人。考之于经，察之于证，似乎皆热证实证也。余近年涉历，亦有大虚大寒者，不可不知，敢笔其略，以备采览。

余从叔年逾五十，夏间患滞下病，腹微痛，所下褐色，后重频并，谷食大减，时有微热，察其脉皆弦而涩，似数而稍长，却喜不甚浮大，两手相等，视其神气大减。余曰：此非滞下，忧虑所致，心血亏脾气弱耳！遂与参、术为君，当归身、陈皮为臣，川芎、炒白芍药、茯苓为佐使，时暄热甚，加少黄连，与两日而安。

梅长官年三十余，奉养厚者，夏秋间患滞下，腹大痛。有人教服单煮干姜，与一帖痛定，少顷又作，又与又定，由是服干姜至三斤。八日后，予视之，左脉弦而稍大似数，右脉弦而稍大减亦似数，重取之似紧。余曰：此必醉饱后吃寒冷太过，当作虚寒治之。因其多服干姜，遂教四物汤去地黄加人参、白术、陈皮、酒红花、茯苓、桃仁煎，入生姜汁饮之，至一月而安。

金氏妇年近四十，秋初尚热，患滞下，腹但隐痛。夜重于昼，全不得睡，食亦稍减，口干不饮，已得治痢灵砂二帖矣。余视之，两手脉皆涩，且不匀，神思倦甚，饮食全减，因与四物汤倍加白术为君，以陈皮佐之，与十数帖而安。

此三病者，若因其逼迫而用峻剂，岂不误人！

或曰：《局方》诸汤，可以清痰，可以消积，可以快气，可以化食，口鼻既宜，胸膈亦纾，平居无事，思患预防，非方之良者乎？

予曰：清香美味，诚足快意，揆之造化，恐未必然，经曰：阴平阳秘，精神乃治。气为阳宜降，血为阴宜升，一升一降，无有偏胜，是谓平人。今观诸汤，非豆蔻、缩砂、干姜、良姜之辛宜于口，非丁香、沉、檀、苏、桂之香宜于鼻，和以酸咸甘淡，其将何以悦人？奉养之家，闲佚之际，主者以此为礼，宾朋以此取快，不思香辛升气，渐至于散；积温成热，渐至郁火；甘味恋膈，渐成中满。脾主中州，本经自病，传化失职，清浊不分，阳亢于上，阴微于下，谓之阴平可乎？谓之阳秘可乎？将求无病，适足生病；将求取乐，反成受苦。经曰：久而增气，物化之常；气增而久，夭之由也。其病可胜言哉！

或曰：舍利别非诸汤之类乎？其香辛甘酸，殆有甚焉，何言论弗之及也？

予曰：谓之舍利别者，皆取时果之液，煎熬如汤而饮之，稠之甚者，调以沸汤，南人因名之曰煎。味虽甘美，性非中和，且如金樱煎之缩小便，杏煎、杨梅煎、蒲桃煎、樱桃煎之发胃火，积而至久，湿热之祸，有不可胜言者。仅有桑椹煎无毒，可以解渴，其余味之美者，并是嬉笑作罪，然乎？否乎？

或曰：妇人一门，无非经候、胎产、带下，用药温暖，于理颇通，吾子其无忘言乎？

予曰：妇人以血为主，血属阴，易于亏欠，非善调摄者，不能保全也。余方是否，姑用置之，若神仙聚宝丹，则有不能忘言者。其方治血海虚寒，虚热盗汗，理宜补养，琥珀之燥，麝香之散，可以用乎？面色萎黄，肢体浮肿，理宜导湿，乳香、没药固可治血，可以用乎？胎前产后，虚实不同，逐败养新，攻补难并，积块坚癥，赤白崩漏，宜于彼者，必防于此，而欲以一方通治乎？世人以其贵细温平，又喜其常服可以安神去邪，令人有子，殊不知积温成热，香窜散气，服者无不被祸。自非五脏能言，医者终不知觉，及至变生他病，何曾归咎此丹？余侄女形色俱实，以得子之迟服此药，背上发痈，证候甚危。余诊其脉，散大而涩，急以加减四物汤百余帖，补其阴血，幸其质厚，易于收救，质之薄者，悔将何及！

若五积散之治产后余血作痛，则又有不能忘言者。以苍术为君，麻黄为臣，厚朴、枳壳为佐，虽有芍药、当归之补血，仅及苍术三分之一，且其方中言妇人血气不调，心腹撮痛，闭而不行，并宜服之，何不思产后之妇有何寒邪？血气未充，似难发汗，借曰推陈致新，药性温和，岂可借用麻黄之散，附以苍术、枳、朴，虚而又虚，祸不旋踵，率尔用药，不思之甚。

或曰：初产之妇，好血已亏，瘀血尚留，黑神散非要药欤？

予曰：至哉坤元，万物资生，理之常也。初产之妇，好血未必亏，污血未必积，脏腑未必寒，何以药为？饮食起居，勤加调护，何病之有？诚有污血，体怯而寒，与之数帖，亦自简便。或有他病，当求病起何因，病在何经，气病治气，血病治血，寒者温之，热者清之，凝者行之，虚者补之，血多者止之，何用海制此方，不恤无病生病。彼黑神散者，用干姜、当归之温热，黑豆之甘，熟地黄之微寒，以补血之虚；佐以炒蒲黄之甘，以防出血之多；芍药之酸寒，有收有散，以为四药之助；官桂之大辛热，以行滞气，推凝血，和以甘草之缓，其为取用似乎精密，然驱逐与补益似难同方施治。设有性急者，形瘦者，本有怒火者，夏月坐蓐者，时有火令，姜桂皆为禁药，论语未达之戒，不知谁执其咎？

至于将护之法，尤为悖理。肉汁发阴经之火，易成内伤之病，先哲具有训诫，胡为以羊鸡浓汁作糜？而又常服当归丸、当归建中汤、四顺理中丸，虽是滋补，悉犯桂、附、干姜僭热之剂，脏腑无寒，何处消受？若夫儿之初生，母腹顿宽，便啖鸡子，且吃火盐，不思鸡子难化，火盐发热，展转为病，医者不识，每指他证，率尔用药，宁不误人？余每见产妇之无疾者，必教以却去黑神散与夫鸡子、火盐诸般肉食，且与白粥将理，间以些少石首鲞，煮令甘淡食之。至半月以后，方与少肉，若鸡子亦须豁开淡煮，大能养胃却疾。

彼富贵之家，骄恣之妇，卒有白带、头风、气痛、膈满、痰逆、口干、经水不调、发脱、体热，皆是阳胜阴虚之病。天生血气，本自和平，曰胜曰虚，又焉知非此等谬妄有以启之耶！

金匮钩玄

元·朱震亨◎撰

目 录

卷第一

卷第二

卷第三

附录

卷第一

中风

大率主血虚、有痰，以治痰为先。或虚挟火与湿，亦有死血留滞者，外中于风者，亦有中气者，当从痰治，顺气化痰。若口开手撒，眼合遗尿，吐沫直视，喉如鼾睡，肉脱筋痛者，皆不治。

半身不遂，大率多痰。在左属死血、无血，在右属痰、有热、气虚。病若在左者，四物汤等加桃仁、红花、竹沥、姜汁；在右者，二陈汤、四君子等加竹沥、姜汁。痰壅盛者、口眼㖞斜者、不能言者，皆当吐。

吐法：轻用瓜蒂、虾汁、皂角，重用藜芦半钱或三分，加麝香，灌入鼻内或口内，吐痰出。一吐不已，再吐之。亦有虚而不可吐者。

气虚卒倒，参芪补之。气虚有痰，浓参汤合竹沥、姜汁。

血虚，宜四物汤，俱用姜汁炒，恐泥痰，再加竹沥、姜汁入内服。能食者，去竹沥，加荆沥。又法：以猪牙皂角、白矾等分为末，姜汤调下，名稀涎散。

血虚者，四物汤补之。挟痰者，亦用姜汁、竹沥。

《脉诀》内言，诸不治证，见则不可治。筋枯者不治。举动则筋痛者，是筋枯，以其无血滋润故也。

治痰，气实能食用荆沥，气虚少食用竹沥。此二味用开经络，行血气。入四物汤中，必用姜汁助之。

肥白人多湿，少用附子、乌头行经。

初昏倒，急掐人中至醒，然后用去痰药，二陈汤、四物、四君子等汤加减用。

六郁

戴云：郁者，结聚而不得发越也，当升者不得升，当降者不得降，当变化者不得变化也。此为传化失常，六郁之病见矣。气郁者，胸胁痛，脉沉涩；湿郁者，周身走痛，或关节痛，遇阴寒则发，脉沉细；痰郁者，动则即喘，寸口脉沉滑；热郁者，瞀，小便赤，脉沉数；血郁者，四肢无力，能食，便红，脉沉；食郁者，嗳酸，腹饱不能食，人迎脉平和，气口脉紧盛者是也。

气血中和，万病不生，一有怫郁，诸病生焉。

气郁：香附子、苍术、川芎。

湿：苍术、川芎、白芷。

痰：海石、香附、南星、瓜蒌。

热：青黛、香附、苍术、川芎、栀子。

血：桃仁、红花、青黛、川芎、香附。

食：苍术、香附、针沙酸炒、山楂、神曲炒。春加芎，夏加苦参，秋冬加吴茱萸。

越鞠丸 解诸郁，又名芎术丸。

苍术　香附　抚芎　神曲　栀子

等分为末，水丸，如绿豆大。

凡郁，皆在中焦，以苍术、抚芎开提其气以升之。假如食在气上，提其气则食自降。余皆仿此。

癞

大风病，是受得天地间杀物之气，古人谓之疠风者，以其酷烈暴悍可畏耳。人得之者，须分在上在下。夫在上者，以醉仙散取涎血于齿缝中出；在下者，以通天散取恶物陈虫于谷道中出。取出虽有道路之异，然皆不外乎阳明一经。治此证者，须知此意。看其疙瘩与疮，上先见者、上体多者，在上也；下先见者、下体多者，在下也；上下同得者，在上复在下也。阳明胃经与大肠，无物不受，此风之入人也。气受之，则在上多；血受之，则在下多；血气俱受之者，上下俱多也。自非医者神手，病者铁心，罕有免此。夫从上从下以渐而来者，皆可治。人见其病势之缓，多忽之。虽按法施治，病已痊可，若不能忌口、绝色，皆不免再发，发则终于不能救也。余曾治五人，中间惟一妇人不再发，以其贫甚而且寡，无物可吃也。余四人，三四年后皆再发。孙真人云：吾尝治四五十人，终无一人免于死。非真人不能治，盖无一人能守禁忌耳。此妇人本病药外，又服百余贴加减四物汤，半年之上，方得经行，十分安愈。

治法：在上者醉仙散，在下者通天再造散。后用通神散，及三棱针于委中出血。但不能忌口、绝色者，不治。

醉仙散

胡麻仁　牛蒡子　蔓荆子　枸杞子各半两，为粗末，同炒紫色　白蒺藜　苦参　栝楼根　防风各半两

上八味为细末，每一两半入轻粉二钱，拌匀。大人一钱，空心，日午、临睡各一服，淡茶调下。五七日间，必于齿缝中出臭涎水，浑身觉痛，昏闷如醉，利下恶臭屎为度，量大小虚实加减与之。证候重而急者，须以再造散下之，候补养得还，复与此药吃。须断盐、酱、醋、诸般鱼肉、椒料、果子烧炙等物，止可淡粥，及淡煮熟时菜食之，茄尚不可食，惟有乌梢蛇、菜花蛇，可以淡酒煮熟食之，以助药力。

再造散

郁金半两，生用　大黄一两，炮　皂角刺一两，黑者，大者　白牵牛头末，六钱，半炒半生用之

上为末，五钱，临夜冷酒调下，以净桶伺候泄出虫。如虫口黑色，乃是多年虫；口如赤色，是近者。三数日又进一服，直候无虫，即绝根也。

寒

主乎温散。有卒中天地之寒气，有口伤生冷之物。

戴云：此伤寒，谓身受肃杀之气，口食冰水瓜果冷物之类。病者，必脉沉细，手足冷，息微身倦，虽身热亦不渴，倦言语。或遇热病，误用此法，轻者至重，重者至死。凡脉数者，或饮水者，或烦躁动摇者，皆是热病。寒热二证，若水火也，不可得而同治，误即杀人，学者慎之。

伤寒

伤寒，必须身犯寒气，口食寒物者，从补中益气汤中加发散药。属内伤者，十居八九。其法：邪之所凑，其气必虚，只用补中益气汤中，从所见之证，出入加减。气虚热甚者，少用附子，以行参芪之剂。如果气虚者，方可用此法。以上伤寒治法，可用于南方，不宜北。

暑

戴云：暑乃夏月炎暑也。盛热之气著人也，有冒、有伤、有中，三者有轻重之分，虚实之辨。或腹痛水泻者，胃与大肠受之；恶心者，胃口有痰饮也。此二者冒暑也，可用黄连香薷饮。盖黄连退暑热，香薷消蓄水。或身热头疼，躁乱不宁者，或身如针刺者，此为热伤在分肉也，当以解毒，白虎汤加柴胡，气如虚者，加人参。或咳嗽发寒热，盗汗出不止，脉数者，热在肺经，用清肺汤、柴胡天水散之类。急治则可，迟则不可治矣。或火乘金也，此为中暑。凡治病须要明白辨别，慎勿混同施治。春秋间亦或有之，切莫执一。随病处方为妙。

黄连香薷饮，挟痰加半夏，气虚加人参、黄芪，或清暑益气汤加减用。

注夏

属阴虚，元气不足。

戴云：秋初夏末，头痛脚软，食少体热者是也。补中益气汤去柴胡、升麻，加炒黄柏，挟痰只用南星、半夏、陈皮之类，或生脉散。出《千金方》。

暑风

戴云：暑风者，夏月卒倒，不省人事是也。有因火者，有因痰者。火，君相二火也；暑，天地二火也。内外合而炎烁，所以卒倒也。痰者，人身之痰饮也。因暑气入而鼓激痰饮，塞碍心之窍道，则手足不知动蹑而卒倒也。此二者皆可吐。内经曰：火郁则发之。挟火、挟痰实者，可用吐法。吐即发散也，量其虚实而吐之。吐醒后，可用清剂调治之。

湿

戴云：湿有自外入者，有自内出者，必审其方土之致病源。东南地下，多阴雨地湿，凡受必从外入，多自下起，以重腿脚气者多，治当汗散，久者宜疏通渗泄。西北地高，人多食生冷湿面，或饮酒后，寒气怫郁，湿不能越，作腹皮胀痛，甚则水鼓胀满，或通身浮肿如泥，按之不起，此皆自内而出也。辨其元气多少，而通利其二便，责其根在内也。此方土内外，亦互相有之，但多少不同，须对证施治，不可执一。

《本草》苍术治湿，上下俱可用。

二陈汤加酒芩、羌活、苍术散风之药，行湿最妙。

内伤

内伤病退后，燥渴不解者，有余热在肺家，可用参、苓、甘草、少许姜汁冷服，或茶匙挑姜汁与之。虚者可用人参汤。世之病此者为多，但有挟痰者，有挟外邪者，有热郁于内而发者，皆以补元气为主，看其所挟之病而兼用药。

火

有可发者二：风寒外来者可发，郁者可发。

阴虚火动难治。火郁当发，看何经，轻者可降，重则从其性升之。实火可泻，小便降火极速。

凡气有余便是火。火急甚重者，必缓之，生甘草兼泻兼缓，人参、白术亦可。人壮气实，火盛癫狂者，可用正治，或硝冰水饮之。人虚，火盛狂者，可用生姜汤与之，若投以冰水正治，立死。有补阴即火自降者，炒黄柏、地黄之类。

山栀子仁，大能降火，从小便泄去。其性能屈曲下行降火，人所不知。

凡火盛者，不可骤用凉药，必用温散。

又方：

左金丸　治肝火。

黄连六两　茱萸一两或半两

水为丸，白汤下五十丸。

伤风

戴云：新咳嗽，鼻塞声重者是也。属肺者多，散宜辛温或辛凉之剂。

发斑

属风热。

戴云：斑，有色点而无头粒者是。如有头粒，即疹也。风热挟痰而作，自里而发于外，通圣散消息，当以微汗而散之。下之，非理也。

内伤斑者，胃气极虚，一身火游行于外所致，宜补以降之。发斑似伤寒者，痰热之病发于外，微汗以散之。下之，非理也。

疹

戴云：疹，浮小有头粒者是。随出即收，收则又出者是也，非若斑之无头粒也。当明辨之。

属热与痰在肺，清肺火降痰，或解散出汗，亦有可下者。

温病

众人病一般者是也。又谓之天行时疫。有三法：宜补、宜降、宜散。

又方：大黄　黄芩　黄连　人参　桔梗　防风　苍术　滑

石　香附　人中黄

上为末，神曲为丸。每服五七十丸，分气、血、痰作汤使。气虚四君子汤，血虚四物汤，痰多二陈汤送下。如热甚者，可用童子小便送下。

大头天行病，东垣有方：羌活　酒芩　大黄酒蒸

冬温为病，非其时而有其气者。冬时君子当闭藏，而反发泄于外，专用补药带表。

又方：以竹筒两头留节，中作一窍，纳甘草于中，仍以竹木钉闭窍，于大粪缸中浸一月，取出晒干，专治疫毒。

疟

有风，有暑，有食，老疟，疟母，痰病。

老疟病，此系风暑入阴分在脏。用血药：川芎、抚芎、红花、当归，加苍术、白术、白芷、黄柏、甘草煎，露一宿，次早服之。无汗要有汗，散邪为主，带补；有汗要无汗，正气为主，带散。有疟母者，用丸药消导，醋煮鳖甲为君，三棱、蓬术、香附随证加减。

三日一发者，受病一年。间发者，受病半年。一日一发者，受病一月。连二日发者，住一日者，气血俱受病。一日间一日者，补药带表药。后用疟丹截之。在阴分者用药彻起，在阳分方可截。

又方：草果　知母　槟榔　乌梅　常山　甘草炙　穿山甲炮

用水酒一大碗，煎至半碗，露一宿，临发日前二时，温服。如吐，则顺之。

截疟青蒿丸

青蒿一两　冬青叶二两　马鞭草二两　官桂二两

上三叶，皆晒干，秤为末，法丸如胡椒子大，每两作四服，于当发前一时服尽。

大法，暑风必当发汗，夏月多在风凉处歇，遂闭其汗，而不泄。因食者从食上治。

疟而虚者，须先用参、术一二贴，托住其气，不使下陷，后用他药。治内伤挟外邪者同法。内必主痰，必以汗解，二陈汤加常山、柴胡、黄芩、草果。

疟而甚者，发寒热，头痛如破，渴而饮水，自汗，可与参、芪、术、芩、连、栀子、川芎、苍术、半夏等治。

久病疟，二陈汤加川芎、苍术、柴胡、葛根、白术，一补一发。

咳嗽

风寒；火，主降火；劳；肺胀；火郁；痰，主降痰。

戴云：风寒者，鼻塞声重，恶寒者是也。火者，有声痰少，面赤者是也。劳者，盗汗出，兼痰者，多作寒热。肺胀者，动则喘满，气急息重。痰者，嗽动便有痰声，痰出嗽止。五者大概耳，亦当明其是否也。

风寒，行痰开腠理。二陈汤加麻黄、杏仁、桔梗。

火，降火、清金、化痰。

劳，四物汤加竹沥、姜汁，必以补阴为主。

肺胀而嗽者，用诃子、青黛、杏仁。诃子能治肺气，因火伤极，遂成郁遏胀满，取其味酸苦，有收敛降火之功，佐以海蛤粉、香附、瓜蒌、青黛、半夏曲。

食积，痰作嗽发热者，半夏、南星为君，瓜蒌、萝卜子为臣，青黛、石碱为使。

火郁嗽者，诃子、海石、瓜蒌、青黛、半夏、香附。

咳嗽声嘶者，此血虚受热也，用青黛、蛤粉，蜜调服。

久嗽风入肺，用鹅管石、雄黄、郁金、款冬花，碾末，和艾中，以生姜一片，留舌上灸之，以烟入喉中为度。

干咳嗽者，难治。此系火郁之证，乃痰郁火邪在中，用苦梗以开之，下用补阴降火。不已，则成劳，倒仓好。此证不得志者有之。

嗽而胁痛，宜疏肝气，用青皮等。方在后，二陈汤内加南星、香附、青黛、姜汁。

治嗽药，大概多用生姜者，以其辛散也。

上半日嗽多者，属胃中有火，贝母、石膏能降胃火。

午后嗽多者，此属阴虚，必用四物汤加知母、黄柏，先降其火。

五更嗽多者，此胃中有食积，至此时候，流入肺金，知母、地骨皮降肺火。

火气浮于肺者，不宜用凉药，用五味、五倍敛而降之。有痰因火逆上者，先治火，后治其痰。

肺虚甚者，用参膏，此好色肾虚有之，以生姜、陈皮佐之。大概有痰者，可加痰药治之。

治嗽多用粟壳，不必疑，但要先去病根，此乃收后之药也。师云：阴分嗽者，多属阴虚治之也。

有嗽而肺胀壅遏不得眠者，难治。

治嗽烟筒。

佛耳草　款冬花　鹅管石

上为末，用纸卷烧其烟熏之，或白汤调亦得。

治嗽有痰，天突、肺俞二穴灸。治嗽，泄火热，大泻肺气，三椎骨下横过各一寸半是穴。

嗽：春是春升之气，用清药二陈加薄、荆之类；夏是火炎上，最重芩、连；秋是湿热伤肺；冬是风寒外来，用药发散之后，以半夏必逐去痰，庶不再来。

又方：

治嗽劫药。

五味子半两　五倍子一钱　甘草二钱半　风化硝一钱

为末，以蜜为丸，噙化之。

痰

脉浮当吐。

凡治痰，用利药过多，致脾气下虚，则痰反易生多。

湿痰用苍术。

老痰：海石、半夏、瓜蒌子、香附、五倍子。

热痰用青黛、黄连。

食积痰：神曲、麦蘖、山楂子。

痰在肠胃间者，可下而愈。痰在经络中者，非吐不可出。吐法中就有发散之义也。

膈上之痰，必用吐之，泻亦不能去也。

气实痰热结在上者，则吐。吐难得出，或成块，或吐咯不出，气滞兼郁者，此则难治矣。

胶固者，必用吐之。

吐法兼用牙茶、齑水、姜汁、醋少许，瓜蒌散少许，加防风、桔梗，皆升动其气，便吐也。

吐法：用附子尖、桔梗芦、人参芦、瓜蒂、砒不甚用、藜芦、艾叶、末茶。

上药，此皆自吐，不用手探，但药但汤皆可吐。

吐法：先以布搭膊勒腰，于不通风处行此法。

萝卜子半升擂和，以浆水一碗，滤去渣，入少油与蜜，旋至半温服。后以鹅翎探吐。凡用鹅翎，须以桐油浸，却以皂角水洗去肥，晒干用之。

又法：用虾带壳半斤，入酱、葱、姜等料物煮汁，先吃虾，后饮汁，以翎勾引吐，必须紧勒肚腹。

二陈汤

一身之痰都能管，如在下加下引药；如在上加上引药。

凡人身上中下有块者，多是痰也。问其平日好食何物，吐下后用药。

许学士用苍术治痰饮成窠囊一边，行极效。痰挟瘀血，遂成窠囊。痰之清者属寒，用二陈汤之类。

内伤挟痰，必用人参、黄芪、白术之属，多用姜汁传送，或用半夏之属，虚甚者宜加竹沥。

痰热者多挟风，外证为多。

湿者多软，如身倦而重之类。热者清之；食积者必用攻之；兼气虚者，用补气药送。

因火盛逆上者，治火为先，白术、黄芩、石膏之类。中气不足，则加人参、白术。痰之为物，随气升降，无处不到。

脾虚者，清中气，二陈加白术之类，兼用提药。

中焦有痰与食积，胃气赖其所养，卒不便虚，若攻之尽则虚矣。

眩晕嘈杂，乃火动其痰，用二陈汤加栀子、芩、连类。

噫气吞酸，此系食郁有热，火气上动。以黄芩为君，南星、半夏为臣，橘红佐之。热多者加青黛。

痰在胁下，非白芥子不能达。

痰在皮里膜外者，非姜汁、竹沥不可达。

痰在膈间，使人癫狂健忘，宜用竹沥。风痰亦服竹沥，又能养血。痰在四肢，非竹沥不开。痰结核在咽喉，燥不能出，入化痰药加软坚咸药味。

杏仁、海石、桔梗、连翘、瓜蒌仁，少佐朴硝，以姜汁、蜜调丸，噙化之。

海粉即海石，热痰能降，湿痰能燥，结痰能饮，顽痰能消，可入丸子、末子，不可入煎药。

黄芩治热痰，假以降其热也。

竹沥滑痰，非姜汁不能行经络也。

枳实泻痰，能冲墙壁。五倍子能治老痰。

小胃丹，治膈上痰热，风痰，湿痰，肩膊诸痛，然能损胃气。食积痰实者，用之不宜多。

青礞石丸去湿痰，重在风化硝。

润下丸　降痰最妙。

陈皮半斤，去白，以水化盐半两，拌陈皮，令得所煮，候干，炒燥。

一方，不去白　甘草一两，炙

上为末，蒸饼丸绿豆大，每服三十五丸，温水送下。

油炒半夏，大治湿痰，又治喘，止心痛。粥丸，姜汤下三十丸。

痰方

黄芩空心　香附　半夏姜制　贝母

以上治湿痰，加瓜蒌仁、青黛，作丸子，治热痰。

中和丸　治湿痰气热。

苍术　黄芩　香附　半夏各等分

为末，粥丸。

燥湿痰方　亦治白浊因痰者。

南星一两　半夏一两　蛤粉二两　青黛为衣

上为末，神曲糊丸。

痰嗽方

黄芩一两半，酒浸洗　滑石半两　贝母一两　南星一两　风化硝二钱半　白芥子半两，去壳

上为末，汤浸蒸饼为丸。

导痰汤

半夏四两　南星　橘皮　枳壳　赤茯苓一两　甘草半两

用生姜煎服之。

千缗汤

半夏七枚，炮制四片，破之　皂角去皮，炙，一寸二分　甘草炙，一寸　生姜如指大

煎服之，治喘。

治痰方

南星　半夏　滑石　轻粉各三钱　巴豆三十粒

上用皂角仁浸浓汁，丸如梧桐子大，每服五十丸。

黄连化痰丸

黄连一两　陈皮五钱　吴茱萸酒浸，一钱　半夏一两五钱

上为末，入桃仁二十四个，研如泥，和匀，神曲糊丸，如绿豆大。每服百丸，姜汤送下。

消痰方

益元散七钱　吴茱萸三钱

治郁痰方

白僵蚕、杏仁、瓜蒌、诃子、贝母。

喘

戴云：有痰喘，有气急喘，有胃虚喘，有火炎上喘。痰喘

者，凡喘便有痰声。气急喘者，呼吸急促而无痰声。有胃虚喘者，抬肩撷肚，喘而不休。火炎上喘者，乍进乍退，得食则减，食已则喘。大概胃中有实火，膈上有稠痰，得食咽坠下稠痰，喘即止。稍久，食已入胃，反助其火，痰再升上，喘反大作。俗不知此，作胃虚，治以燥热之药者，以火济火也。昔叶都督患此，诸医作胃虚治之，不愈。后以导水丸利五六次而安矣。

凡久喘，未发以扶正气为要，已发以攻邪为主。

有气虚短气而喘，有痰亦短气而喘。

有阴虚，自小腹下火起而上者。

喘急有风痰者，《妇人大全方》千缗汤。

阴虚有痰喘急者，补阴降火。四物汤加枳壳、半夏。

气虚者，人参、蜜炙黄柏、麦门冬、地骨皮之类。

大概喘急之病，甚不可用苦药、凉药，火气盛故也，可用导痰汤加千缗汤治之。

诸喘不止者，用劫药一二贴则止之。劫药之后，因痰治痰，因火治火。椒目碾极细末，用一二钱，以生姜汤调下，止之。

又法：用萝卜子蒸熟为君，皂角烧灰，等分为末，以生姜汁炼蜜为丸，小桐子大。每服五七十丸，噙化下之。效。

哮

专主于痰，宜吐法。

治哮必用薄滋味，不可纯用凉药，必带表散。

治哮方

用鸡子略敲，壳损膜不损，浸于尿缸内，三四日夜取出，煮熟食之，效。盖鸡子能去风痰。

痢

身热，后重，腹痛，下血。

戴云：痢虽有赤白二色，终无寒热之分，通作湿热治。但分新旧，更量元气。用药与赤白带同。

身热挟外感。不恶寒，小柴胡汤去人参；恶寒发热为表证，宜微汗和解。苍术、川芎、陈皮、芍药、甘草、生姜，煎服。

后重，积与气郁坠下，兼升兼消。或气行血和，积少，但虚坐努力，此为亡血。倍用归身尾，却以生芍药、生地黄、桃仁佐之，复以陈皮和之。或下痢而大孔痛者，此因热流于下也，用木香、槟榔、黄芩、黄连炒、干姜。

或痢退减十之七八，积已尽，糟粕未实，当炒芍药、炒白术、炙甘草、陈皮、茯苓汤下固肠丸三十粒。然固肠丸性燥，有去湿实肠之功，恐滞气未尽者，不可遽用此药，只宜单服此汤可也。

或痢后糟粕未实，或食稍多，或饥甚方食，腹中作痛者，切勿惊恐，以白术、陈皮各半盏煎服。和之则安。

或久痢后，体虚气弱，滑泄不止，又当以诃子、肉豆蔻、白矾、半夏之类，择用以涩之，甚则加牡蛎，然须以陈皮为佐，若大涩，亦能作痛。又甚者，灸天枢、气海。

古方用厚朴为泻凝滞之气，然朴太温而散气，久服大能虚人，滞气稍行，即去之。余滞未尽，以炒枳壳、陈皮。然枳壳亦能耗气，比之厚朴稍缓，比陈皮亦重，滞退一半，当去之，只用陈皮以和诸药。陈皮去白，有补泻之兼才，若为参术之佐，亦能补也。

凡痢疾腹痛，必以白芍、甘草为君，当归、白术为佐。恶寒痛者加桂，恶热痛者加黄柏，达者更能参以岁气、时令用药，则万举万全，岂在乎执方而已哉。

诸不治证：下痢纯血者必死，下痢如尘腐色者死，下痢如屋漏者死，下痢如竹筒注者，不可治，下痢如鱼脑者半生半死。

噤口痢

胃口热甚故也。

黄连，多加人参煮汤，终日呷之，如吐了再吃，开以降之。人不知此，多用温药甘味。此以火济火，以滞益滞，哀哉！

一方　脐中用田螺盦之，用引下其热。

亦有误服热药、涩药之毒犯胃者，当明审以祛其毒。

痢方　亦作丸。

大黄　黄连　黄芩　黄柏　枳壳　当归　白芍药　滑石　甘草　桃仁　白术各等分

上为末，神曲糊丸。

孙朗中因饮水过多，腹胀，泻痢带白。

苍术　白术　厚朴　茯苓　滑石

上煎，下保和丸。

小儿八岁，下痢纯血，以食积治。

苍术　白术　黄芩　白芍　滑石　茯苓　甘草　陈皮　炒曲

上煎，下保和丸。

又下痢法：热不止者属阴虚，用寒凉药，兼升药热药。

泄泻

湿，气虚，火，痰，食积。

戴云：凡泄水腹不痛者，是湿也。饮食入胃不住，或完谷不化者，是气虚也。腹痛泄水，腹鸣，痛一阵泻一阵，是火也。或泻，时或不泻，或多或少，是痰也。腹痛甚而泻，泻后痛减者，是食积也。

湿，燥湿兼渗泄之，四苓散加苍术、白术，甚者，二术炒。

气虚，人参、白术、芍药炒、升麻。

火，宜伐火，利小水，黄芩、木通入四苓散。

痰积，宜豁之，海石、青黛、黄芩、神曲、蛤粉，或用吐法。

食积，宜消导疏涤之，神曲、大黄。

以上诸药，皆作丸子服之。

凡泄泄水多者，仍用五苓散治之。

世俗类用涩药治痢与泻。若积久而虚者，或可行之；而初得之者，恐必变他疾，为祸不小矣，殊不知多因于湿，惟分利小水，最为上策。

止泻方

肉豆蔻五钱　滑石春冬一两二钱半，夏二两半，秋二两

又方

姜曲丸

陈曲六两，炒　陈麦亦可　茴香五钱　生姜一两

上炒白术、炒曲、炒芍药，或丸或散或汤，作丸妙。

脾泄

治一老人，奉养太过，饮食伤脾，常常泄泻，亦是脾泄之疾。

白术二两，炒　白芍药一两，酒拌炒　神曲一两半，炒　山楂一两半，炒　半夏一两，洗　黄芩五钱，炒

上为末，荷叶包，饭煨为丸。

治一老人，年七十，面白，脉弦数，独胃脉沉滑，因饮白酒，作痢下血，淡水脓，后腹痛，小便不利，里急后重。参、术为君，甘草、滑石、槟榔、木香、苍术最少，下保和丸二十五丸。第二日前证俱减，独小便不利，以益元散服之。

霍乱

戴云：霍乱者，吐也，有声有物。凡有声无物而躁乱者，谓之干霍乱也。

转筋不住，男子以手挽其阴，女子以手牵其乳近两旁边，此乃《千金》妙法也。

内有所积，外有所感，阳不升，阴不降，乖隔而成矣。切

勿以米汤，吃之立死。脉多伏，为绝。

见成吐泻，还用吐，提其气起。

大法　生姜理中汤最好。有可吐者，有可下者。吐用二陈汤加减亦可，或梓树木煎汤吐亦可。

干霍乱

此病最难治，死在须臾，升降不通故也。

此系内有物所伤，外有邪气所遏，有用吐法者，则兼发散之义也。

吐提其气，极是良法。世多用盐汤。

有用温药解散者，其法解散，不用凉药。

二陈汤加和解散，川芎、防风、苍术、白芷。

呕吐

凡有声有物谓之呕吐，有声无物谓之哕。

有痰隔中焦，食不得下者，有气逆者，有寒气郁于胃口者，胃中有痰有热者，然胃中有火与痰而致呕吐者，多。

朱奉议以半夏、生姜、橘皮为主。

孙真人误以哕为咳逆。

刘河间谓呕者，火气炎上，此特一端耳。

胃中有热，膈上有痰，二陈汤加炒栀子、黄连、生姜。

久病呕者，胃虚不纳谷也，以生姜、人参、黄芪、白术、香附。

恶心

有热，有痰，有虚。

戴云：恶心者，无声无物，但心中欲吐不吐，欲呕不呕。虽曰恶心，非心经之病，其病皆在胃口上，宜用生姜，盖能开胃豁痰也。皆用生姜，随证用药。

翻胃

即膈噎，膈噎乃翻胃之渐，《发挥》备言。

戴云：翻胃有四，血虚、气虚、有热、有痰。血虚者，脉必数而无力；气虚者，脉必缓而无力；气血俱虚者，则口中多出沫，但见沫大出者，必死；有热者，脉数而有力；有痰者，脉滑数，二者可治。血虚者，四物为主；气虚者，四君子为主；热以解毒为主；痰以二陈为主。

大约有四：血虚、气虚、有热、有痰，兼病，必用童便、竹沥、姜汁、牛羊乳。

粪如羊屎者，断不可治，大肠无血故也。

痰，用二陈汤为主。寸关脉沉，或伏而大。

有气滞结者，通气之药皆可用也。寸关脉沉而涩。

气虚，四君子汤为主。血虚，四物汤为主。左手脉无力，大不可用香燥之药，服之必死。宜薄滋味。

马剥儿烧灰存性，一钱重，好枣肉、平胃散二钱，温酒调服，食即可下，然后随病源调理，神效。

陈皮三斤三两　厚朴三斤二两　甘草三十两　苍术五斤

伤食

戴云：恶食者，胸中有物，导痰补脾。二陈汤加白术、山楂、川芎、苍术。

痞

食积兼湿，东垣有法有方。

又痞满方

吴茱萸三两　黄连八两

粥为丸。

软石膏碾末，醋丸如绿豆大，泻胃火、食积、痰。

嗳气

胃中有火、有痰。

南星、半夏、软石膏、莎草根，或汤或丸。

吞酸

戴云：湿热在胃口上，饮食入胃，被湿热郁遏，其食不得传化，故作酸也。如谷肉在器，湿热则易酸也。必用茱萸顺其性而折之，反佐：茱萸、黄连。

嘈杂

只是痰因火动。

戴云：此即俗谓之心嘈也。

栀子姜炒，黄连不可无。栀子、黄芩为君。

南星、半夏、橘皮。热多加青黛。

肥人嘈杂，二陈汤加抚芎，用苍术、白术、炒栀子。

五疸

不用分五，同是湿热，如盦曲相似。

戴云：五疸者，周身皮肤并眼如栀子水染。因食积黄者，量其虚实，下其食积。其余但利小便为先，小便利白，即黄自退。

轻者小温中丸，重者大温中丸。

热多者加黄连。湿多者茵陈五苓散，加食积药。

消渴泄泻

先用白术、白芍药，炒为末。调服，后却服消渴药。

消渴，养肺、降火、生血为主，分上、中、下治。

黄连末　天花粉末　人乳　生藕汁　生地黄汁

上二物汁为膏，入上药搜和，佐以姜汁，和蜜汤为膏，徐徐留于舌上，白汤少许送下。

能食加软石膏。栝楼根治消渴神药。

水肿

戴云：水肿者，通身皮肤光肿如泡者是也，以健脾渗水，利小便，进饮食，元气实者可下。

此因脾虚不能制水，水渍妄行，当以参术补脾。气得实，则自能健运，自能升降，运动其枢机，则水自行，非五苓之行水也。宜补中行湿，利小便，切不可下。

二陈汤加白术、人参为主，佐以苍术、炒栀子、黄芩、麦门冬，制肝木。若腹胀，少佐厚朴；气不运，加木香、木通。气若陷下，升麻、柴胡提之，随证加减，必须补中。

产后必用大补气血为主，少佐以苍术、茯苓，使水自降。用大剂白术补脾，壅满，用半夏、陈皮、香附监之。

有热当清肺，麦门冬、黄芩之属。

一方：用山栀子，去皮取仁，炒，捶碎，米饮送下。若胃脘热，病在上者，带皮用。

鼓胀

又名单鼓。其详在《格致》论中。

大补中气，行湿，此乃脾虚之甚，须必远音乐，断厚味，以大剂人参、白术，佐以陈皮、茯苓、苍术之类。

有血虚，当以四物汤行血。

脉实兼人壮盛者，或可用攻药，便用收拾，白术为主。厚朴治腹胀，因味辛，以散其气在中焦故也。

自汗

属气虚、湿热、阳虚。

东垣有法有方，人参、黄芪，少佐桂枝。阳虚，附子亦可用。

扑法

牡蛎、麸皮、藁本、糯米、防风、白芷、麻黄根，为末，周身扑之。

火气上蒸胃中之湿，亦能作汗，凉膈散主之。

痰证亦有汗者。

盗汗

血虚、阴虚。

戴云：盗汗者，睡则汗自出，觉则无矣，非若自汗而自出也。小儿不须治。

东垣有法有方，当归六黄汤。

盗汗方

白术四两。一两用黄芪同炒；一两用石斛同炒；一两用牡蛎末同炒；一两用麸皮同炒。各微黄色，余药不用，只用白术。

上为细末，每服三钱，用粟米汤调下，尽四两效。

呃逆

有痰、气虚、阴火，视其有余、不足治之。

戴云：呃逆者，因痰与热，胃火者极多。

不足者，人参白术汤下大补丸。

有余并痰者，吐之，人参芦之属。

头风

有痰者多。

左属风。荆芥、薄荷。

属血虚。川芎、当归、芍药。

右属痰。苍术、半夏。

属热。黄芩。

搐药，有用荜拨、猪胆。

头痛

多主于痰。

痛甚者火多，亦有可吐者，亦有可下者。

清空膏治诸般头痛，除血虚头痛不治。

血虚头痛，自鱼尾上攻头痛，必用川芎当归汤。

古方有追涎药，出东垣《试效》。

羌活　防风　黄连各一两，炒　柴胡七钱　川芎二钱　甘草炙，一两半　黄芩三两，刮取黄色，锉碎一半，酒炒一半

上为末，每服二钱匕。热盏内入茶少许，汤调如膏，抹在口内，少用汤送下，临卧服之。

头眩

痰挟气虚、火，治痰为主，挟补气药并降火药。

属痰，无痰则不能作眩。

属火，痰因火动。又有湿痰者，有火多者。

左手脉数，热多，脉涩，有死血。

右手脉实痰积，脉大，必是久病。

眩晕

火动其痰。

二陈汤加黄芩、苍术、羌活，散风行湿，或用防风行湿之剂可也。

昔有一老妇，患赤白带一年半，是头眩，坐立不久，睡之则安。专用治赤白带，除之，其眩自安矣。

眉棱痛

风热痰，作风痰治，类痛风。白术、酒黄芩末，茶调服。

又方　川乌头、草乌，二味为君，童便浸洗，炒，去毒，细辛、黄芩、羌活、甘草，佐之。

耳聋

少阳，厥阴热多，皆属于热，耳鸣者是。

戴云：亦有气闭者，盖亦是热。气闭者，耳不鸣也。

蓖麻子四十九粒　枣肉十个

上入人乳，捣成膏子，石头上略晒干，便丸如桐子大，以绵裹塞于耳中。

又方　用鼠胆入耳中，尤好，仍开痰散风热。

大病后，须用四物汤降火。

有阴虚火动耳聋者，亦如上法。

卷第二

心痛

即胃脘痛。

心痛，虽日数多，不吃饮食，不死。若痛方止便吃，还痛，必须三五服药后，方可吃物。

大凡心膈之痛，须分新久。若明知身受寒气，口食寒物而病，于初得之时，当以温散或温利之药。若曰病得之稍久，则成郁矣。郁则蒸热，热则久必生火，《原病式》中备言之矣。若欲行温散，宁无助火添病耶？由是古方中多以山栀为热药之向导，则邪伏而病易退，正易复而病易安。虽然，病安之后，若纵恣口味，不改前非，病复作时，必难治之也。

山栀炒，去皮，每十五个，浓煎汤一呷，入生姜汁令辣，再煎小沸服，或入芎一钱，尤妙。山栀大者，用七个或九个。大概胃口有热而作痛，非山栀子不可，佐以姜汁。或半夏、橘红各五，黄芩三，甘草一。

用二陈汤加苍、芎，倍加炒栀。痛甚者，加炒干姜从之，反治之法。心痛轻者，散之。麻黄、桂枝。重者，加石碱、川芎、苍术、栀子必炒去皮用，作丸服之。

凡治病，必须先问平日起居如何。假如心痛，有因平日喜食热物，以致血流于胃口作痛，用桃仁承气汤下之，切记！轻者用韭汁、桔梗，能开提气血，药中兼用之。

以物拄按痛则止者，挟虚也，以二陈汤加炒干姜和之。有虫痛者，面上白斑，唇红，能食，属虫。治苦楝根、锡灰之类，脉坚实不大便者，下之。

痛甚者，脉必伏，多用温药，不用参、术，可用附子。

诸痛不可用补气药。

客寒犯胃，草豆蔻丸用之。热亦可用，只用一二服。

草豆蔻一钱四分，裹烧热，去皮　吴茱萸汤泡，洗去梗，焙料　益智仁　白僵蚕　橘皮　人参　黄芪以上各八分　生甘草　归身　炙甘草　桂皮各六分　曲末　姜黄各四分　桃仁七个，去皮　半夏一钱，洗　麦蘖一钱半，炒黄　泽泻一钱，小便多减半　柴胡四分　详膈下痛，多为用之。

上一十八味，除桃仁另研如泥外，余极细末，同桃仁研匀，用汤泡，蒸饼为丸，如桐子大。每服三十丸，食远，用热白汤送下。旋斟酌多少用之。

又方　用黄荆子炒焦为末，米饮调服。亦治白带。

又方　脾痛，用海蛤粉，佐以香附末，用川芎、山栀、生姜煎辣汤，调服为佳。

又方　单用牡粉，酒调下一二钱。气实不可用。

腰痛

湿热，肾虚，瘀血。

湿热腰痛者，遇天阴或坐久而发者是。肾虚者，疼之不已者是也。瘀血者，日轻夜重者是也。

脉大者肾虚，用杜仲、龟板、黄柏、知母、枸杞、五味之类，用猪脊髓丸。

脉涩者瘀血，用补阴丸中加桃仁、红花。

湿热者，用苍术、杜仲、黄柏、川芎。

痰者，用南星。

凡诸痛皆属火，寒凉药不可峻用，必用温散之药。

诸痛不可用人参。盖人参补气，气旺不通，而痛愈甚矣。

脐下忽大痛者，人中如黑色者，多死。难治也。

人面上忽有红点者，多死。

胁痛

肝火盛，木气实，有死血，肝急，有痰流注。

木气实：川芎、苍术、青皮、当归。龙荟丸，泻火要药。

死血：桃仁、红花、川芎。

痰流注：二陈汤加南星、苍术、川芎。

肝苦急：急食辛以散之，用抚芎、苍术。血病，入血药中行血。胁痛甚者，用姜汁下龙荟丸，肝火盛故也。

咳嗽胁痛，二陈汤加南星，炒香附、青皮、青黛、姜汁。

腹痛

有寒、积热、死血、食积、湿痰。

戴云：寒痛者，绵绵痛而无增减者是。时痛时止者，是热也。死血痛者，每痛有处，不行移者是也。食积者，甚欲大便，利后痛减者是。湿痰者，凡痛必小便不利。

脉弦强者食。脉滑者痰。

滑痰多作腹痛，用蒡芎、苍术、香附、白芷、生姜汁，入汤服。腹中水鸣，乃火击动其水也。二陈汤加黄芩、黄连、栀子。

凡心腹痛，必用温散。此是郁结不散，阻气不运，故病在下者多属食，宜温散之。

一老人腹痛，年高不禁下者，用川芎、苍术、香附、白芷、干姜、茯苓、滑石。

痛风

四肢百节走痛。风热，风湿，血虚，有痰。

大法主方：苍术、南星、川芎、白芷、当归、酒黄芩。

在上者，加羌活、桂枝、桔梗、威灵仙。

在下者，加牛膝、防己、木通、黄柏。

血虚者，多用川芎、当归，佐以桃仁、红花。

薄桂治痛风。无味而薄者，独此能横行手臂，领南星、苍术等治之。

上中下痛风方

威灵仙三钱　南星二两　苔芎二两　桃仁五钱　白芷五钱　桂枝三钱　防己半钱　苍术二钱　黄柏酒浸，炒，二两　红花一钱半　羌活三钱　神曲一两，炒　草龙胆五分

张子元气血虚，有痰浊，阴火痛风。

人参一两　白术二两　黄柏二两，炒黑色　山药一两　海石一两　锁阳五钱　干姜五钱，烧灰　南星一两　败龟板二两，酒炙　熟地黄二两

粥为丸。

治臂痛。

半夏一钱　陈皮五分　茯苓五分　苍术一钱半　酒芩一钱　威灵仙三分　白术一钱　甘草少许，炒　南星一钱　香附一钱

劳瘵

其主在乎阴虚、痰与血病。

青蒿一斗五升，童便三斗，文武火熬，约童便减二斗，去蒿，熬至一斗，入猪胆汁七个，再熬数沸，甘草末收之。

虚劳身瘦属火，因火烧烁。

劳病，四物汤加人尿、姜汁。

咳血

痰盛、身热，多是血虚。

戴云：咳血者，嗽出痰内有血者是。呕血者，呕全血者是。咯血者，每咯出血，皆是血疙瘩。衄血者，鼻中出血也。溺血，小便出血也。下血者，大便出血也。虽有名色分六，俱是热证，但有虚实新旧之不同。或妄言为寒者，误也。

青黛　诃子　山栀　海石　瓜蒌仁

上为末，姜汁蜜调，噙化。嗽甚者，加杏仁，后以八物汤加减调理。

身热多是血虚。四物汤加减。

呕血

火载血上，错经妄行。

脉大发热，喉中痛者，是气虚。用人参、黄芪蜜、炙黄柏、荆芥，并当归、生地黄用之。

呕血，用韭汁、童便、姜汁磨郁金同饮之，其血自清。

火载血上，错经妄行，四物汤加炒栀子、童便、姜汁。

山茶花、童便、姜汁，酒调。

郁金末治吐血。入姜汁、童便。

痰带血丝出者，童便、姜汁、竹沥。

又方　用韭汁、童便二物相合，用郁金细研，入在二物之内，同饮。其血自消。

又方　治衄血上行，以郁金。如无郁金，以茶、姜汁、童便和好酒调服，即止之。

咯血

姜汁、童便、青黛入血药中用之，加四物汤、地黄膏、牛膝膏之类。

衄血

凉血行血为主。犀角地黄汤入郁金同用。

经血逆行，或血腥，或唾血吐血，用韭叶汁，立效。

溺血

属热。

山栀子炒，水煎服，或用小蓟、琥珀。

有血虚者，四物汤加牛膝膏。

下血

不可纯用寒凉药，必于寒凉药中用辛味并温，如酒浸炒凉药、酒煮黄连之类。

有热，四物汤加炒栀子、升麻、秦艽、阿胶珠。

下血属虚，当归散、四物汤加炮干姜、升麻。

又方，用白芷五倍子丸。

凡用血药，不可单行单止。

有风邪下陷，宜升提之。盖风伤肝，肝生血故也。有湿伤血，宜行湿消热可也。

《内经》谓身热即死，寒则生。此亦是大概言之，必兼证详之则可。今岂无身热生、寒而死者?

脉沉小流连或微者，易治。

脉浮大洪数者，难愈。宜滑不宜弦。

仲景治痢，可温者五法，可清者十法。或解表，或利小便，或待其自已，区分易治难治极密，但与泻同，立法不分。学者当辨之。

大孔痛，一曰温之，一曰清之。

久病，身冷自汗，脉沉小者，宜温。

暴病，身热，脉浮洪者，宜清。

有可吐者，有可下者，有可汗者。

初得时，原气未虚，必推荡之。此通用之法。稍久气虚，则不可。

先水泄，后脓血，此脾传肾，贼邪难愈。

先脓血，后水泄，此肾传脾，微邪易愈。

如豆汁者，湿也。盖脾胃为水谷之海，无物不受，常兼四脏。故如五色之相杂，当先通利，此迎而夺之之义。如虚者，亦宜审之。

因热而作，不可用巴豆等药。如伤冷物者，或可用，亦宜谨之。

又有时疫作痢，一方一家之内，上下传染相似，却宜明运气之胜，复以治之。

肠风

独在胃与大肠出。

黄芩　秦艽　槐角　升麻　青黛

梦遗

专主热，脱精。

戴云：因梦交而出精者，谓之梦遗；不因梦而泄精者，谓之精滑。皆相火所动，久则有虚而无寒者也。

带下与梦遗同法治。

青黛　海石　黄柏

即椿树根丸。

内伤气血，不能固守，当补以八物汤加减，吞椿树根丸。思想成病，其病在心，安神带补，热则流通。

知母　黄柏　蛤粉

精滑

专主湿热。

戴云：滑者，小便精滑下也。俱是膀胱湿热，虽有赤白之异，终无寒热之别。河间云：天气热则水浑浊，寒则澄澈清冷，由此观之，浊之为病，湿热明矣。

黄柏　知母　牡蛎　蛤粉

又方：良姜三钱　芍药二钱　黄柏二钱，烧灰存性　樗树皮白皮，一两半

上为末，糊为丸，每服三十丸。

浊

湿热、有痰、有虚。赤浊属血，白浊属气，寒则坚凝，热则流通。

大率皆是湿热流注，宜燥中宫之湿，用二陈汤加苍术、白术燥去湿。赤者乃是湿伤血，加白芍药。仍用珍珠粉丸加椿树根皮、滑石、青黛等作丸。

虚劳者，用补阴药，大概不利热药。

肥白人必多痰，以二陈汤去其热。胃弱者兼用人参，以柴胡、升麻升胃中之气。丸药用：青黛　黄柏炒褐色　干姜炒微黑色　海石　蛤粉

胃中浊气下流为赤白浊者，用柴胡、升麻、苍术、白术、二陈汤。丸药用樗末、蛤粉、炒姜、炒黄柏。

专主胃中之浊气下流，渗入膀胱，用青黛、蛤粉。

肝脉弦者，用青黛以泻肝。

又方：黄柏一两，炒黑　生柏二钱半，一作三两　海石二两　神曲五钱

为末，水丸。

有热者，黄柏、滑石、青黛之类。

燥湿痰：南星、半夏、蛤粉。

上神曲为丸，青黛为衣，或用海石代曲。

张子元气血两虚，有痰，痛风时作，阴火间起，小便白浊，或带下赤白，方在前痛风中。

一人便浊，常有半年，或时梦遗，形瘦，作心虚，主治珍珠粉丸和匀定志丸服。

一妇人年近六十，形肥，奉养膏粱，饮食肥美，中焦不清，浊气流入膀胱，下注白浊，白浊即是湿痰也。

戴云：断用二陈汤去痰，加升麻、柴胡升胃中之清气，加苍术去湿，白术补胃，全在活法。服四贴后，浊减大半，觉胸满，因柴胡、升麻升动其气，痰阻满闭，用二陈汤加炒曲、白术。素无痰者，升动胃气不满。

丸药方

青黛　椿皮　蛤粉　滑石　干姜炒　黄柏炒

上为末，炒神曲糊丸，仍用前燥湿痰丸，亦能治带。

又方：滑石利窍，黄柏治湿热，青黛解郁结，蛤粉咸寒入肾，炒干姜味苦，敛肺气下降，使阴血生。干姜盐制之。

淋

皆属于痰热。

淋者，小便淋沥，欲去不去，不去又来，皆属于热也。

解热利小便，山栀子之类，用苦甘草煎服。诸药中皆加牛膝。

老人亦有气虚者，人参、白术中带木通、山栀。

亦有死血作淋者，以牛膝作膏。此证亦能损胃不食。

小便不通

气虚，血虚，痰，风闭，实热。

吐之以提其气，气升则水自下之，盖气承载其水也。

气虚，用人参、黄芪、升麻等先服，后吐，或参芪药中探吐。

血虚，四物汤先服后吐，芎归汤吐亦可。痰多，二陈汤先服后吐。皆用探吐。

痰气闭塞，二陈汤加木香、香附探吐。实热利之。

一妇人脾痛，后患大小不通，此是痰隔中焦，气滞于下焦。二陈汤加木通，初吃后，柤再煎服吐之。

关格

戴云：关格者，谓膈中觉有所碍，欲升不升，欲降不降，欲食不食，此为气之横格也。

必用吐，提其气之横格，不必在出痰也。

有痰，以二陈汤吐之，吐中便有降。有中气虚不运者，补气药中升降。

小便不禁

属热，属虚。

戴云：小便不禁，出而不觉，赤者有热，白者为气虚也。热者，五苓散加解毒散。虚者，五苓散加四物汤。

痫

惊、痰，宜吐。

戴云：痫者，俗曰猪癫风者是也。

大率行痰为主，黄连、南星、瓜蒌、半夏。

寻痰寻火分多少，治无不愈。

分痰分热：有热者，以凉药清其心；有痰者，必用吐药，吐用东垣安神丸。

此证必用吐，吐后用平肝之药，青黛、柴胡、川芎之类。

健忘

戴云：健忘者，为事有始无终，言谈不知首尾。此以为病之名，非比生成之愚顽，不知世事者。

精神短少者多，亦有痰者。

怔忡

大段属血虚。

有虑便动，属虚。时作时止，痰因火动。

戴云：怔忡者，心中不安，惕惕然如人将捕者是也。

瘦人多是血少，肥人属痰，寻常者多是痰。

真觉心跳者，是血少。用四物、安神之类。

惊悸

血虚，用朱砂安神丸。

痓

大率与痫病相似。

多是血虚，有火兼痰，人参、竹沥之类。不用兼风药。

血块

一名积瘕。

块在中为痰饮，在右为食积，在左为血积。

气不能作块成聚，块乃有形之物，痰与食积、死血，此理晓然。醋煮海石、三棱、莪术、桃仁、红花、五灵脂、香附之类。

白术汤吞下瓦楞子，能消血块，次消痰。

治块，当降火消食积。食积即痰也。

行死血块，须大补。石碱一物，有痰积、有血块可用，洗涤垢腻，又消食积。

吐虫

以黑锡炒成灰，槟榔末，米饮调下。

癥瘕

戴云：积聚癥瘕，有积聚成块，不能移动者是癥；或有或无，或上或下，或左或右者是瘕。

用蜀葵根煎汤，煎人参、白术、陈皮、青皮、甘草梢、牛膝成汤，入细研桃仁、玄明粉各少许，热饮。一服可见块下。

病重，补接之后，加减再行。

消块丸 即《千金》大硝石丸。只可磨块，不令人困，须量虚实而用可也。

硝石六两　大黄八两　人参　甘草各三两

上为末，以三年苦酒三斗，置铜器中，以竹片作准，每入一升作一刻，柱器中熬。先纳大黄，不住手搅，使微沸，尽一刻，乃下余药。又尽一刻，微火熬，使可丸，则取丸如鸡子中黄大，每服一丸，米饮下。如不能大丸，则作小丸，如梧子大，每服三十丸。后下如鸡肝、如米泔、赤黑等色。下后，忌风冷，淡软粥将理。

又三圣膏

未化石灰半斤，为末，瓦器中炒令淡红色，提出火外，候热少减，次下大黄末。大黄一两，为末，就炉炒，伺热减，入桂心末。桂心半两，为末，略炒，入米醋熬成膏药，厚摊，贴患处。

贴积聚块。

大黄　朴硝各一两

上为末，用大蒜捣膏，和匀贴之。

痞块在皮里膜外，须用补气，香附开之，兼二陈汤。加补气药，先须断厚味。

茶癖

石膏　黄芩　升麻

上为末，砂糖水调服。

瘿气

先须断厚味。

海藻一两　黄药二两

上为末，以少许置于掌中，时时舐之，津咽下。如消三分之二，须止后药服。

食积一方，乃在妇人门食积条下。

疝

湿热痰积，流下作痛，大概因寒郁而作也，即是痰饮、食积并死血。

戴云：疝本属厥阴，肝之一经。余尝见俗说，小肠膀胱下部气者，皆妄言也。

子和云：疝本肝经，宜通勿塞。只此见治之法；专主肝经，与肾绝无干，不宜下。㿗湿多。疝气，灸大敦穴。

食积与瘀血成痛者：

栀子　桃仁　山楂　枳实　吴茱萸

上为末，生姜汁、顺流水作汤，调服。

按之不定，必用桂枝，属虚。

桂枝　山栀炒　乌头细切，炒

上为末，姜汁为丸，每服三十丸，劫痛。

治疝方　定痛速效。湿胜者加荔枝。

枳壳十五个　山栀炒　糖球炒　茱萸炒

又方：

守丸　治㿗要药，不疼者。

苍术　南星　白芷　山楂　川芎　半夏　枳实

为末，神曲作丸。

治阳明受湿热，传入大肠，恶寒发热，小腹连毛际，结核闷痛不忍。

山栀炒　枳实炒　桃仁炒　山楂等分

上研细，砂钵内入生姜汁，用水一盏，煎令沸。热服之。

治诸疝发时，用海石、香附二味为末，以生姜汁汤调服。亦能治心痛。

治疝方

栀子　桃仁　橘核　茱萸　川乌

上碾，煎服。劫药，用乌头细切，炒栀子、橘核散，单止痛。

脚气

苍术盐炒　白术　防己　槟榔　川芎　犀角　甘草　木通　黄连　生地黄酒炒　黄柏

有热加黄芩、黄连。有痰加竹沥、姜汁。

大热及时令热加石膏。大便实加桃仁。小便涩加牛膝。

有食积、流注：

苍术　黄柏　防己　南星　川芎　白芷　犀角　槟榔

血虚加牛膝、龟板。

如常肿者，专主乎湿热，朱先生有方，肥人加痰药。

戴云：有脚气冲心，宜四物汤加炒柏，再宜涌泉穴用附子津拌贴，以艾灸，泄引其热。

健步丸

归尾　芍药　陈皮　苍术各一两　生地黄一两半　大腹子三个　牛膝　茱萸各半两　黄芩半两　桂枝二钱

上为末，蒸饼为丸。每服百丸，白术、通草煎汤，食前下。

一妇人足肿：黄柏　苍术　南星　红花酒洗　草龙胆　川芎　牛膝酒洗　生地黄

筋动于足大指，动上来至大腿，近腰结了，奉养厚，因风寒作。四物汤加酒芩、红花、苍术、南星。

筋转皆属乎血热。四物汤加酒芩、红花。

大病虚脱，本是阴虚。用艾灸丹田者，所以补阳，阳生则阴生故也。不可用附子，可用参多服。

痿

断不可作风治而用风药。

湿热，痰，无血而虚，气弱，瘀血。

湿热，东垣健步方中加燥湿降阴火药，芩、柏、苍术之类。

湿痰，二陈汤中加苍术、黄芩、黄柏、白术之类，入竹沥。

气虚，四君子汤加苍术、黄芩、黄柏之类。

血虚，四物汤中苍术、黄柏，下补阴丸。

亦有食积妨碍不得降者，亦有死血者。

健步丸方

羌活　柴胡　滑石　甘草炙　天花粉酒制。各半两　防己　防风　泽泻各三钱　肉桂半钱　川乌　苦参酒制。各一钱上为末，酒糊丸如桐子大。每服七十丸。煎愈风汤，以空心下。

发热

阴虚难治。

戴云：凡脉数而无力者，便是阴虚也。

阴虚发热，用四物汤加黄柏。兼气虚，加参、芪、白术。盖四物汤加黄柏，是降火补阴之妙药。

又云：阴虚发热，用四物汤。甚者加龟板、炒黄柏。

吃酒人发热者，难治。

不饮酒之人，若因酒而发热者，亦难治。

一男子年三十岁，因酒发热，用青黛、瓜蒌仁、姜汁，每日以数匙入口中，三日而愈。

阳虚恶寒

戴云：凡背恶寒甚者，脉浮大而无力者，是阳虚也。用人参、黄芪之类，甚者加附子少许，以行参、芪之气。

一女子恶寒，用苦参一钱、赤小豆一钱，为末，齑水吐。用川芎、苍术、南星、黄芩，酒曲丸。

手心热

栀子　香附　苍术　白术　川芎　半夏生用

为末，曲糊丸。

手麻

此是气虚也。

手木

东垣云：麻木，气不行也，补肺中之气。是湿痰死血。十指麻是胃中有湿痰死血。

厥

因痰，用白术、竹沥。

厥者，手足冷也。热厥逆也，非寒证。因气虚、血虚。

热，承气汤；外感，解散加姜汁、酒。

面寒面热

火起，寒郁热。面寒，退胃热。

喉痹

大概多是痰热也，只以桐油吐之，或用射干，逆流水吐。

又方，用李实根皮一片，噙口内，更用李实根碾水敷项上，一遭立效。新采园中者。

缠喉风

戴云：属痰热。缠喉风者，谓其咽喉里外皆肿者是也。用桐油，以鹅翎探吐。

又法，用灯油脚探吐之。

又方，用远志去心，水调，敷项上，一遭立效。

咽喉生疮

多属虚。血热游行无制，客于咽喉。人参、蜜炙黄柏、荆芥。

虚：人参、竹沥，无实火。

热：黄连、荆芥、薄荷、硝石。

上为细末，用蜜、姜汁调噙。

血虚，四物汤中加竹沥。

口疮

服凉药不愈者，此中焦气不足，虚火泛上无制。用理中汤，甚者加附子，或噙官桂亦可。

又方，用西瓜浆水，口痛甚者，以此徐徐饮之。冬月，紫榴皮烧灰，噙之。

酒皶鼻

血热入肺。

四物汤加陈皮、红花、酒炒黄芩，煎，入好酒数滴，就炒五灵脂末，服效。又用桐油入黄连，以天吊藤，烧油热，敷之。

肺痈

已破入风者不治。搜风汤吐之。出《医垒元戎》。

收敛疮口，只有合欢树皮、白敛煎饮之。

肺痿

专主养肺养血，养气清金。

天疱疮

通圣散及蚯蚓略炒，蜜调敷之，妙。

从肚皮上起者，里热发外，还服通圣散可也。

漏疮

须先服补药，以生气血，即参、芪、术、归、芎为主，大剂服之；外以附子末唾和作饼，如钱厚，以艾炷灸之，漏大艾炷亦大，漏小艾炷亦小。但灸令微热，不可令痛，干则易之。干研为末，再和再灸，如困则止。来日如前法再灸，直至肉平为效。亦有用附片灸，仍前气血药作膏药贴之。

痔漏

用五倍子、朴硝、桑寄生、莲房煎汤，先熏后洗。肿者，用木鳖子、五倍子，研细末，调敷。

漏，专以凉药为主。

痔漏方

人参　黄芪　当归　川芎　升麻　枳壳　条芩　槐角

肠痈

作湿热、食积治，入风难治。

治漏外塞药：芦甘石小便煅，牡蛎粉。

结核

或在颈、在项、在身、在臂；如肿毒者，多痰注作核不散。治耳后、顶门各一块。

僵蚕炒　青黛　胆星　酒大黄

上为末，蜜丸，噙化之。

颈颊下生痰核，二陈汤加炒大黄、连翘、桔梗、柴胡。

治臂核作痛：连翘　防风　川芎　酒芩　苍术　皂角刺

治环跳穴痛，防生附骨痈方。以苍术佐黄柏之辛，行以青皮，冬月加桂枝，夏月加条子黄芩。体虚者，加土牛膝，以生甘草为使，大料煎，入生姜汁，带辣，食前饮之。病甚者，加黄柏、桂枝，十数贴，发不动，少加大黄一两贴，又不动者，恐痈将成矣，急撅地成坑，以火煅红，沃以小便，赤体坐其上，以被席围抱下体，伏热气熏蒸，腠理开，血气畅而愈。

脱肛

气热、气虚。

气虚补气，用人参、当归、黄芪、川芎、升麻。

血虚者，四物汤。

血热者凉血，四物汤加黄柏炒。

卷第三

妇人科

经水

经水、经候过期而作痛者，乃虚中有热，所以作痛。

经水不及期，血热也，四物汤加黄连。

经候将来而作痛者，血实也。

桃仁　香附　黄连

过期乃血少也。

川芎　当归　带人参、白术与痰药。

过期，紫黑色有块，血热也，必作痛，四物汤加黄连、香附。

淡色过期者，乃痰多也，二陈汤加川芎、当归。

紫色成块者，乃是热也，四物汤加黄连之类。

痰多，占住血海地位，因而下多者，目必渐昏，肥人如此：南星　苍术　香附　川芎，作丸服。

肥人不及日数而多者，痰多、血虚、有热。前方加黄连、白术。若血枯经闭者，四物汤加桃仁、红花。

躯肥脂满经闭者，导痰汤加芎连，不可服地黄，泥膈故也，如用，以生姜汁炒。

血崩

崩之为病，乃血之大下，岂可为寒。但血去后，其人必虚，当大补气血。

东垣有治法，但不言热，其主于寒，学者宜再思之。

急则治其标，白芷汤调百草霜。甚者，棕榈皮灰，后用四物汤加干姜调理。

因劳者，用参芪带升补药。

因寒者加干姜。因热者加黄芩、参、芪。

崩过多者，先服五灵脂末一服，当分寒热。五灵脂能行能止。妇人血崩，用白芷、香附为丸。

白带，用椒目末，又用白芷末。

一方，用生狗头骨烧灰存性，或酒调服，或入药服之。

又方，用五灵脂半生半熟为末，以酒调服。

气虚血虚者，皆于四物汤加人参、黄芪。

漏下乃热而虚者，四物汤加黄连。

带下赤白

赤属血，白属气。主治燥湿为先。

带、漏俱是胃中痰积流下，渗入膀胱。宜升。无人知此。肥人多是湿痰。

海石　半夏　南星　苍术　川芎　椿皮　黄柏

瘦人带病少，如有带病者，是热也。

黄柏　滑石　川芎　椿皮　海石

甚者，上必用吐，以提其气；下用二陈汤加苍术、白术，仍用丸子。一本作瓦楞子。

又云：赤白带皆属于热，出于大肠、小肠之分。

一方，黄荆子炒焦为末，米饮汤下，治白带，亦治心痛。

罗先生治法，或十枣汤，或神祐丸，或玉烛散，皆可用。不可峻攻。实者可用此法，虚则不宜。

血虚者，加减四物汤。

气虚者，以参、术、陈皮间与之。

湿甚者，用固肠丸。

相火动者，于诸药中少加炒柏。

滑者，加龙骨、赤石脂。

滞者，加葵花。性燥者，加黄连。

寒月，少入姜、附，临机应变，必须断厚味。

又方用：良姜　芍药　黄柏二钱，各烧灰　入椿树皮末一两半

上为末，粥为丸，每服三四十丸。

痰气带下者：苍术　香附　滑石　蛤粉　半夏　茯苓

妇人上有头风、鼻涕，下有白带。

南星　苍术　黄柏炒焦　滑石　半夏　川芎　辛夷　牡蛎粉炒　茯苓

白带兼痛风：半夏　茯苓　川芎　陈皮　甘草　苍术炒浸　南星　牛膝　黄柏酒浸，晒干炒

子嗣

肥盛妇人不能孕育者，以其身中脂膜闭塞子宫，而致经事不能行，可用导痰汤之类。

瘦怯妇人不能孕育者，以子宫无血，精气不聚故也，可用四物汤，养血、养阴等药。

产前胎动

孕妇人因火动胎，逆上作喘者，急用条黄芩、香附之类，将条芩更于水中沉，取重者用之。

固胎。

地黄半钱　人参　白芍各一钱　白术一钱半　川芎　归身尾一钱　陈皮一钱　甘草二钱　糯米一十四粒　黄连些小　黄柏些小　桑上羊儿藤七叶完者

上㕮咀，煎汤服之。

血虚不安者用阿胶。痛者缩砂，行气故也。

一切病不可表。

恶阻

从痰治。

戴云：恶阻者，谓妇人有孕恶心，阻其饮食者是也。

肥者有痰，瘦者有热，多用二陈汤。或白术为末，水丸。随所好，或汤或水下。

妇人怀妊爱物，乃一藏之虚。假如肝藏虚，其肝气只能生胎，无余物也。

血块、死血、食积、痰饮，成块在两胁，动作腹鸣，嘈杂眩晕，身热，时作时止。

黄连一两，一半用茱萸炒，去茱萸；一半益智炒，去益智　山栀半两，炒　台芎半两　香附一两，用便浸　萝卜子一两半，炒　山楂一两　三棱　青皮　神曲各半两　莪术半两，用米醋煮　桃仁半两，留尖去皮　白芥子一两半，炒　瓦楞子消血块

为末，作丸子服之。

妇人血块如盘，有孕，难服峻剂。

香附四两，醋煮　桃仁一两，去皮尖　海石二两，醋煮　白术一两

为末，神曲为丸。

束胎

束胎丸　第八个月服。

黄芩酒炒。夏用一两，秋用七钱半，冬用半两　茯苓七钱半　陈皮二两，忌火　白术二两

粥为丸。

束胎散　即达生散。

人参半钱　陈皮半钱　白术　白芍　归身尾各一钱　甘草二钱，炙　大腹皮三钱　紫苏半钱

或加枳壳、砂仁作一贴，入青葱五叶、黄杨木叶梢十个，煎。待于八九个月，服十数贴，甚得力。或夏加黄芩，冬不必加；春加川芎。或有别证，以意消息。

第九个月服：黄芩一两，酒炒。宜热药，不宜凉药。怯弱人减半　白术一两　枳壳七钱半，炒　滑石七钱半，临月十日前小便多时，减此一味

上为末，粥为丸，如梧桐子大，每服三十丸，空心热汤下。不可多，恐损元气。

安胎

白术、黄芩、炒面，粥为丸。

黄芩安胎，乃上中二焦药，能降火下行。

缩砂安胎治痛，行气故也。

益母草，即茺蔚子，治产前产后诸病，能行血养血。难产作膏：地黄膏、牛膝膏。

胎漏

气虚，血虚，血热。

戴云：胎漏者，谓妇人有胎而血漏下也。

子肿

湿多。

戴云：子肿者，谓孕妇手足或头面、通身浮肿者是也。用山栀炒，合米饮汤吞下。《三因方》中有鲤鱼汤。

难产

难产之由，亦是八九个月内不谨者。

气血虚故，亦有气血凝滞而不能转运者。

催生方

白芷灰　滑石　百草霜

上为末，芎归汤或姜汁调服之。

治胎衣不下，《妇人大全方》别有药法。

产后血晕

虚火载血，渐渐晕来。

用鹿角烧灰，出火毒，研为极细末，以好酒调，灌下即醒。行血极快也。

又方，用韭叶细切，盛于有嘴瓶中，以热醋沃之，急封其口，以嘴塞产妇鼻中，可愈眩晕。

产后补虚。

人参　白术各二钱　黄芩　陈皮　川芎各半钱　归身尾半钱　甘草一钱，炙。　有热加生姜三钱　茯苓一钱

必用大补气血，虽有杂证，以末治之。

当清热，补血气。

消血块。

滑石三钱　没药一钱　麒麟竭一钱，无则用牡丹皮

为末，醋糊作丸。

瓦楞子能消血块。

泄

川芎　黄芩　白术　茯苓　干姜　滑石　白芍炒　陈皮

㕮咀，煎汤服。

恶露不尽

谓产后败血所去不尽，在小腹作痛。五灵脂、香附末、蛤粉，醋丸，甚者入桃仁不去尖。

如恶血不下，以五灵脂为末，神曲糊丸，白术陈皮汤下。

中风

不可作风治，切不可以小续命汤服之。必大补气血，然后治痰。当以左右手脉分其气血多少而治。

口眼㖞斜，不可服小续命汤。

发热恶寒

大发热，必用干姜，轻用茯苓淡渗其热。一应苦寒热发表药，皆不可用也。

才见身热，便不可表。发热恶寒，皆是气血。左手脉不足，补血药多于补气药。右手脉不足，补气药多于补血药。

恶寒发热、腹满者，当去恶血。腹满者不是，腹痛者是。

产后不可下白芍，以其酸寒伐生发之气故也。

产后一切病，皆不可发散。

小儿科

小儿食积、痰热、伤乳为病，大概肝与脾病多。

小儿肝病多，及大人亦然。肝只是有余，肾只是不足。

吐泻黄疸

三棱　莪术　陈皮　青皮　神曲　麦芽　甘草　白术　茯苓　黄连

上为末，水调服。

伤乳吐泻者加山楂，时气吐泻者加滑石，发热者加薄荷。

吐泻，用益元散。钱氏五补五泻之药俱可用。

急慢惊风

发热，口疮，手心伏热，痰热，痰喘，痰嗽。

并用通法，重则用瓜蒂散，轻则用苦参、赤小豆末。须酸齑汁调服。吐之后，用通圣散蜜丸服之。

惊有二证：一者热痰，主急惊，当直泻之；一者脾虚，乃为慢惊，所主多死，当养脾。

东垣云：慢惊者，先实脾土，后散风邪。

急者，只用降火、下痰、养血。

慢者，只用朱砂安神丸，更于血药中求之。

黑龙丸

牛胆南星　礞石各一两。焰硝等分煅　天竺黄　青黛各半两　芦荟二两半　朱砂三钱　僵蚕五分　蜈蚣二钱半，烧存性

上为细末，煎甘草汤，膏丸如鸡头大，每服一丸或二丸。急惊，薄荷汤下；慢惊，桔梗、白术汤下。

神圣牛黄夺命散

槟榔半两　木香三钱　大黄二两，面裹煨熟为末　白牵牛一两，一半炒，一半生用　黑牵牛粗末，一半生用，一半炒用

上为一处，研作细末，入轻粉少许，每服二钱，用蜜浆水调下。不拘时候，微利为度。

疳病

胡黄连丸

胡黄连半钱，去果积　阿魏一钱半，醋煮，去肉积　麝香四粒　神曲二钱半，去食积　黄连二钱半，炒，去热积

上为末，猪胆汁丸，如黍米大，每服二十丸，白术汤下。

小儿疳病，腹大，胡黄连丸二十丸，白术汤下。

痘疮

分气虚、血虚补之。

气虚，用人参、白术，加解毒药。

但见红点，便忌升麻葛根汤，发得表虚也。

吐泻少食为里虚，不吐泻能食为实。

里实而补，则结痈肿。

陷伏、倒靥、灰白为表虚，或用烧人屎，黑陷甚者烧人屎。红、活、绽、凸为表实，而复用表药，则要溃烂不结痂。二者俱见，为表里俱虚。

痘疮，或初出，或未出时，人有患者，宜预服此药。多者合少，重者合轻。方用丝瓜近蒂三寸，连瓜子皮，烧灰存性，为末，砂糖拌吃，入朱砂末亦可。

解痘疮毒药

丝瓜　升麻　酒芍药　甘草生用　糖球　黑豆　犀角　赤小豆

解痘疮法，已出未出，皆可用。朱砂为末，以蜜水调服，多者可减，少者可无。

腹胀

萝卜子蒸　紫苏梗　陈皮　干姜各等分　甘草减半

食减者加白术，煎服。

夜啼

人参一钱半　黄连一钱半，姜汁炒　甘草半钱　竹叶二十片

作二服，加姜一片，煎服之。

口糜

戴云：满口生疮者便是。江茶、粉草敷之。

又方，苦参、黄丹、五倍子、青黛各等分，敷之。

脱囊肿大

戴云：脱囊者，阴囊肿大，坠下不收上之说。

木通　甘草　黄连　当归　黄芩

煎服。

脱囊，紫苏叶为末，水调，敷上，荷叶裹之。

脱肛

戴云：脱肛者，大肠脱下之说。

东北方陈壁上土，汤泡，先熏后洗。亦可用脱囊药服之。

木舌

戴云：木舌者，舌肿硬不和软也。又言重舌者，亦是此

类。二者盖是热病，用百草霜、滑石、芒硝，为末，酒调敷。

瘾疹

黑斑、红斑、疮痒，用通圣散调服。

咯红

戴云：咯红者，即唾内有血，非吐血与咳血。

黑豆　甘草　陈皮

煎服。

吃泥

胃热故也。

软石膏　甘草　黄芩　陈皮　茯苓　白术

煎服。

痢疾

食积。

黄芩　黄连　陈皮　甘草

煎服。

赤痢，加红花、桃仁；白痢，加滑石末。

食积痢。

炒曲　苍术　滑石　芍药　黄芩　白术　甘草　陈皮　茯苓

上㕮咀，煎，下保和丸。

解颅

乃是母气虚与热多耳。

戴云：即初生小儿头上骨未合而开者，上以四君子汤、四物汤。有热加酒芩、炒黄连、生甘草煎服，外以帛束紧，用白蔹末敷之。

蛔虫

楝树根为君，佐以二陈汤，煎服。

口噤

郁金、藜芦、瓜蒂，为末，搐鼻。

风痰

南星半两，切　白矾半两，入器中，水高一指浸，晒干研细末　白附子一两

用飞白面为丸，如鸡头大，每服一丸或二丸，姜、蜜、薄荷汤化下服之。

癞头

用红炭焠长流水，令热，洗之。又服酒制通圣散，除大黄酒炒外，以胡荽子、伏龙肝、悬龙尾、黄连、白矾为末，调服。

又方：松树厚皮烧灰，一两　白胶香熬沸倾石上，二两　黄丹一两，飞　白矾半两，火飞　软石膏一两　黄连半两　大黄五钱　轻粉四厘

上极细末，熬熟油调敷疮上，须先洗了疮口，敷乃佳。

赤瘤

生地黄　木通　荆芥

苦药带表之类，用芭蕉油涂患处。

鼻赤

雄黄、黄丹，同敷。

一小儿好吃粽，成腹痛。黄连、白酒，药为末，调服乃愈。

附录

火岂君相五志俱有论

火之为病，其害甚大，其变甚速，其势甚彰，其死甚暴，何者？盖能燔灼焚焰，飞走狂越，消烁于物，莫能御之。游行乎三焦虚实之两途：曰君火也，犹人火也；曰相火也，犹龙火也。火性不妄动，能不违道于常，以禀位听命运行造化，生存之机矣。夫人在气交之中，多动少静，欲不妄动，其可得乎？故凡动者，皆属火。龙火一妄行，元气受伤，势不两立。偏胜则病移他经，事非细故，动之极也，病则死矣。经所以谓一水不胜二火之火，出于天造。君相之外，又有厥阴、脏腑之火，根于五志之内，六欲七情激之，其火随起。大怒则火起于肝，醉饱则火起于胃，房劳则火起于肾，悲哀动中则火起于肺。心为君主，自焚则死矣。丹溪又启：火出五脏主病，曰：诸风掉眩，属于肝火之动也。诸痛疮疡，属于心火之用也。诸气膹郁，属于肺火之升也。诸湿肿满，属于脾火之胜也。经所谓一水不胜五火之火，出自人为。又考《内经》病机一十九条，内举属火者五：诸热瞀瘛，皆属于火；诸禁鼓栗，如丧神守，皆属于火；诸气逆上，皆属于火；诸躁扰狂越，皆属于火；诸病跗肿，疼酸惊骇，皆属于火。而河间又广其说，火之致病者甚多，深契《内经》之意，曰：喘呕吐酸，暴注下迫，转筋，小便浑浊，腹胀大，鼓之有声，痈疽疡疹，瘤气结核，吐下霍乱，瞀郁肿胀，鼻塞鼻衄，血溢血泄，淋闭，身热恶寒，战栗惊惑，悲笑谵妄，衄衊血污之病，皆少阴君火之火，乃真心小肠之气所为也。若瞀瘛暴喑，冒昧，躁扰狂越，骂詈惊骇，跗肿酸痛，气逆上冲，禁栗如丧神守，嚏呕疮疡，喉痖耳鸣及聋，呕涌溢食不下，目昧不明，暴注，瞤瘛，暴病暴死，此皆少阳相火之热，乃心包络三焦之气所为也，是皆火之变见于诸病也。谓为脉，虚则浮大，实则洪数。药之所主，各因其属。君火者，心火也，可以湿伏，可以水灭，可以直折之，惟黄连之属可以制之。相火者，龙火也。不可以湿折之，从其性而伏之，惟黄柏之属可以降之。噫！泻火之法，岂止如此，虚实多端，不可不察。以脏气司之：如黄连泻心火，黄芩泻肺火，芍药泻脾火，柴胡泻肝火，知母泻肾火，此皆苦寒之味，能泻有余之火耳。若饮食劳倦，内伤元气，火不两立，为阳虚之病。以甘温之剂除之，如黄芪、人参、甘草之属。若阴微阳强，相火炽盛，以乘阴位，日渐煎熬，为火虚之病，以甘寒之剂降之，如当归、地黄之属。若心火亢极，郁热内实，为阳强之病，以咸冷之剂折之，如大黄、朴硝之属。若肾水受伤，其阴失守，无根之火，为虚之病，以壮水之剂制之，如生地黄、玄参之属。若右肾命门火衰，为阳脱之病，以温热之剂济之，如附子、干姜之属。若胃虚过食冷物，抑遏阳气于脾土，为火郁之病，以升散之剂发之，如升麻、干葛、柴胡、防风之属。不明诸此之类，而求火之为病，施治何所依据？故于诸经集略其说，略备处方之用，庶免实实虚虚之祸也。

气属阳动作火论

捍卫冲和不息之谓气，扰乱妄动变常之谓火，当其和平之时，外护其表，复行于里，周流一身，循环无端，出入升降，继而有常，源出中焦，总统于肺，气曷尝病于人也？乃其七情之交攻，五志之间发，乖戾失常，清者遽变之为浊，行者抑遏而反止，表失卫护而不和，内失健悍而少降，营运渐远，肺失主持，妄动不已，五志厥阳之火起焉，上燔于肺，气乃病焉。何者？气本属阳，反胜则为火矣。河间有曰：五志过极，则为火也。何后世不本此议，而一概类聚香辛燥热之剂，气作寒治，所据何理？且言七气汤制作，其用青皮、陈皮、三棱、蓬术、益智、官桂、甘草，遂以为平和，可常用通治七情所伤，混同一意，未喻其药以治真气，以下诸气，尤有甚焉者，兹不复叙。况所居之情，个个不同。且夫经言九气之变，未尝略而不详，如怒则气上，喜则气缓，悲则气消，恐则气下，寒则气收，热则气泄，惊则气乱，劳则气耗，思则气结。其言治法：高者抑之，下者举之，寒者热之，热者寒之，惊者平之，劳者温之，结者散之，喜者以恐胜之，悲者以喜胜之。九气之治，各有分别，何尝混作寒治论，而类聚香热之药，通言而治诸气，岂理之谓欤？若香辛燥热之剂，但可劫滞气，冲快于一时，以其气久抑滞，借此暂行开发之意。药中无佐使制伏所起之气，服之甚则增炽郁火，蒸熏气液而成积，自积滋长而成痰。一饮下膈，气乃氤氲，清虚之象，若雾露之着物，虽滞易散。内挟痰积，开而复结，服之日久，安有虚实而不动，气动而不散者乎？此皆人所受误之由，习俗已久，相沿而化，卒莫能救。升发太过，香辛散气，燥热伤气，真气耗散，浊气上腾，犹曰肾虚不能摄气归原，遂与苏子降气汤、四磨汤下，黑铅丹、养气丹，镇坠上升之气。且硫黄、黑锡，佐以香热，又无补养之性，借此果能生气而补肾乎？请熟详之。夫湿痰盛甚者，亦或当之。初服未显增变，由其喜坠而愈进，形质弱者何以收救？不悟肺受火炎，子气亦弱，降令不行，火无以制，相扇而动，本势空虚，命绝如缕，积而至深，丹毒济火，一旦火气狂散，喘息奔急而死。所以有形丹石丸药，重坠无形之气，其气将何抵受随而降之乎？譬以石投水，水固未尝沉也，岂不死欤？丹溪有曰：上升之气，自肝而出，中挟相火，其热愈甚，自觉无冷，非真冷也。火热似水，积热之甚，阳亢阴微，故有此证。认假作真，似是之祸可胜言哉!《内经》虽云百病皆生于气，以正气受邪之不一也。今七情伤气，郁结不舒，痞闷壅塞，发为诸病。当详所起之因，滞于何经，有上下部分藏气之同，随经用药，有寒热温凉之同异。若枳壳利肺气，多服损胸中至高之气；青皮泻肝气，多服损真气。与夫木香之行中下焦气，香附之快滞气，陈皮之泄气，藿香之馨香上行胃气，紫苏之散表气，厚朴之泻卫气，槟榔之泻至高之气，沉香之升降其气，脑麝之散真气，若此之类，气实可宜。其中有行散者，有损泄者，其过剂乎？用之能却气之标，而不能治气之本，岂可又佐以燥热之药，以火济火，混同谓治诸气，使之常服多服可乎？气之与火，一理而已，动静之变，反化为二。气作火论，治与病情相得。丹溪《发挥》论云：冷生气者，出于高阳生之谬言也。身非自受寒气，口食寒物，而足论寒者，吾恐十之无一二也。

血属阴难成易亏论

《内经》曰：荣者，水谷之精也。和调五脏，洒陈于六腑，乃能入于脉也。源源而来，生化于脾，总统于心，藏于脾肝，宣布于肺，施泄于肾，灌溉一身，目得之而能视，耳得之而能听，手得之而能摄，掌得之而能握，足得之而能步，脏得之而能液，腑得之而能气。是以出入升降，濡润宣通者，由此使然也。注之于脉，少则涩，充则实，常以饮食日滋，故能阳生阴长，取汁变化而赤为血也。生化旺，则诸经恃此而长养；衰耗竭，则百脉由此而空虚。可不谨养哉。故曰：血者，神气也。持之则存，失之则亡。是知血盛则形盛，血弱则形衰；神静则阴生，形役则阳亢；阳盛则阴必衰，又何言阳旺而生阴血也？盖谓血气之常，阴从乎阳，随气运行于内，而无阴以羁束，则气何以树立？故其致病也易，而调治也难。以其比阳常亏，而又损之，则阳易亢阴易乏之论，可以见矣。诸经有云：阳道实，阴道虚；阳道常饶，阴道常乏；阳常有余，阴常不足。以人之生也，年至十四而经行，至四十九而经断，可见阴血之难成易亏。知此阴气一亏伤，所变之证，妄行于上则吐衄；衰涸于外则虚劳；妄返于下则便红；稍血热则膀胱癃闭；溺血渗透肠间则为肠风；阴虚阳搏则为崩中；湿蒸热瘀则为滞下；热极腐化则为脓血。火极似水，血色紫黑；热盛于阴，发于疮疡；湿滞于血，则为痛痒瘾疹，皮肤则为冷痹。畜之在上则人喜忘，畜之在下则为喜狂，堕恐跌仆则瘀恶内凝。若分部位，身半已上，同天之阳；身半已下，同地之阴，此特举其所显之证者。治血必血属之药，欲求血药，其四物之谓乎。河间谓随证辅佐，谓之六合汤者，详言之矣。余故陈其气味专司之要，不可不察。夫川芎，血中之气药也，通肝经，性味辛散，能行血滞于气也；地黄，血中血药也，通肾经，性味甘寒，能生真阴之虚也；当归，分三治，血中主药，通肾经，性味辛温，全用能活血，各归其经也；芍药，阴分药也，通脾经，性味酸寒，能和血气腹痛也。若求阴药之属，必于此而取则焉。《脾胃论》有云：若善治者，随经损益，损其一二味之所宜为主治可也。此特论血病而求血药之属者也。若气虚血弱，又当从长沙。血虚以人参补之，阳旺则生阴血也。若四物者，独能主血分受伤，为气不虚也。辅佐之属：若桃仁、红花、苏子、血竭、牡丹皮者，血滞所宜；蒲黄、阿胶、地榆、百草霜、棡灰者，血崩所宜；乳香、没药、五灵脂、凌霄花者，血痛所宜；苁蓉、锁阳、牛膝、枸杞子、益母草、夏枯草、败龟板者，血虚所宜；乳酪，血液之物，血燥所宜；干姜、桂者，血寒所宜；生地黄、苦参，血热所宜；此特取其正治之大略耳。以其触类而长，可谓无穷之应变矣。

滞下辩论

滞下之病，尝见世方以赤白而分寒热，妄用兜涩燥剂止之，或言积滞，而用巴硇丸药攻之，或指湿热，而与淡渗之剂利之。一偏之误，可不明辩乎！谨按《原病式》所论，赤白同于一理，反复陈喻，但不熟察耳。果肠胃积滞不行，法当辛苦寒凉药，推陈致新，荡涤而去，不宜巴硇毒热下之。否则郁结转甚，而病变危者有之矣。若泻痢不分两证，混言湿热，不利小便，非其治也。夫泄者，水谷湿之象。滞下者，垢瘀之物，同于湿热而成。治分两歧，而药亦异。若淡渗之剂，功能散利水道，浊流得快，使泄自止。此有无之形，岂可与滞下混同论治而用导滞行积可乎？其下痢出于大肠传送之道，了不干于肾气。所下有形之物，或如鱼脑，或下如豆汁，或便白脓，或下纯血，或赤或白，或赤白相杂。若此者，岂可与泻混同论治而用淡渗利之可乎？尝原其本，皆由肠胃日受饮食之积，余不尽行，留滞于内，湿蒸热瘀，郁结日深，伏而不作；时逢炎暑，不行相火司令，又调摄失宜，复感酷热之毒，至秋阳气始收，火气下降，蒸发蓄积，而滞下之证作矣。以其积滞之滞行，故名之曰滞下。其湿热瘀积，干于血分则赤，干于气分则白，赤白兼下，气血俱受邪矣。久而不愈，气血不运，脾积不磨，陈积脱滑下凝，犹若鱼脑矣。甚则肠胃空虚，关司失守，浊液并流，色非一类，错杂混下注出，状如豆汁矣。若脾气下陷，虚坐努责，便出色如白脓矣。其热伤血深，湿毒相瘀，黏结紫色，则紫黑矣。其污浊积而欲出，气滞而不与之出，所以下迫窘痛，后重里急，至圊而不能便，总行频并亦少，乍起乍止而不安，此皆大肠经有所壅遏窒碍，气液不得宣通故也。众言难处，何法则可求之？长沙论云：利之可下者，悉用大黄之剂；可温者，悉用姜附之类。何尝以巴硇热毒下之，紧涩重药兜之？又观河间立言：后重则宜下，腹痛则宜和，身重则宜温，脉弦则去风；脓血黏稠以重药竭之，身冷自汗以重药温之，风邪内束宜汗之，鹜溏为痢当温之，在表者汗之，在里者下之，在上者涌之，在下者竭之，身表热者内疏之，小便涩者分利之。用药轻重之别，又加详载。行血则便脓自愈，调气则后重自除，治实治虚之要论。而丹溪又谓：大虚大寒者，其治验备载《局方发挥》，观此治法，岂可胶柱而调瑟？又有胃弱而闭不食，此名噤口痢，病七方未有详论者。以《内经》大法推之，内格呕逆，火起炎上之象，究乎此，则胃虚木火乘之，是土败木贼也，见此多成危候。

三消之疾燥热胜阴

尝读刘河间先生三消之论，始言天地六气五味，以配养人身六味五脏，而究乎万物之源，终引《内经》论渴诸证，以辩乎世方热药之误。此比物立象，反复详明，非深达阴阳造化之机者，孰能如是邪？请陈其略。夫经中有言心肺气厥而渴者，有肾热而渴者，有言胃与大肠结热而渴者，有言脾瘅而渴者，有因小肠瘅热而渴者，有因伤饱肥甘而食渴者，有因醉饱入房而渴者，有因远行劳倦遇天热而渴者，有因伤害胃干而渴者，有因肾热而渴者，有因痛风而渴者。虽五脏之部分不同，而病之所遇各异，其为燥热之疾一也。三消之热，本湿寒之阴气衰，燥热之阳气大甚，皆因乎饮食之饵失节，肠胃干涸，而气液不得宣平；或耗乱精神，过违其度；或因大病，阴气损而血液衰虚，阳气悍而燥热郁甚；或因久嗜咸物，恣食炙煿，饮食过度；亦有年少服金石丸散，积久，实热结于下焦，虚热血气不能制，实热燥甚于肾，故渴而不饮。若饮水多而小便多者，名曰消渴。若饮食多而不甚渴，小便数而消瘦者，名曰消中。若渴而饮水不绝，腿消瘦，而小便有脂液者，名曰肾消。此三消者，其燥热同也，故治疾者，补肾水阴寒之虚，而泻心火阳热之实，除肠胃燥热之甚，济身津液之衰，使道路散而不结，津液生而不枯，气血利而不涩，则病日已矣。岂不以滋润之剂，养阴以制燥，滋水而充液哉。何故？泄漏消渴，多者不知其书，谓因下部肾水虚，不能制其上焦心火，使上实热而多烦渴，下虚冷而多小便。若更服寒药，则元气转虚，而下部肾水转衰，则上焦心火尤难治也。但以暖药补养元气，若下部肾水得实，而胜退上焦心火，则自然渴止，小便如常而病愈也。吁！若此未明阴阳虚实之道也！夫肾水属阴而本寒，虚则为热。心火属阳而本热，虚则为寒。若肾水阴虚，则心火阳实，是谓阳实阴虚，而上下俱热矣。以彼人言，但见消渴数溲，妄言为下部寒尔，岂知肠胃燥热怫郁使之然也。且夫寒物属阴，能养水而泻心；热物属阳，能养火而耗水。今肾水既不能胜心火，则上下俱热，奈何以热养肾水欲令胜心火，岂不暗哉。彼不谓水气实者必能制火，虚则不能制火。故阳实阴虚，而热燥其液，小便淋而常少。阴实阳虚，不能制水，小便利而常多。此又不知消渴小便多者，盖燥热太甚，而三焦肠胃之腠理怫郁结滞，致密壅塞，而水液不能渗泄浸润于外，以养乎百骸。故肠胃之外燥热太甚，虽多饮水入肠胃之内，终不能浸润于外，故渴不止而小便多。水液既不能渗泄浸润于外，则阴燥竭而无以自养，故久而多变为聋盲、疮疡、痤痱之类而危殆，其为燥热伤阴也，明矣。

泄泻从湿治有多法

泄泻者，水泻所为也。由湿本土，土乃脾胃之气也。得此证者，或因于内伤，或感于外邪，皆能动乎脾湿。脾病则升举之气下陷，湿变注并出大肠之道，以胃与大肠同乎阳明一经也。云湿可成泄，垂教治湿大意，而言后世方论泥云：治湿不利小便，非其治也。故凡泄泻之药，多用淡渗之剂利之。下久不止，不分所得之因，遽以为寒，而用紧涩热药兜之。夫泄有五，飧泄者，水谷不化而完出，湿兼风也；溏泄者，所下汁积黏垢，湿兼热也；鹜泄者，所下澄澈清冷，小便清白，湿兼寒也；濡泄者，体重软弱，泄下多水，湿自甚也；滑泄者，久下不能禁固，湿胜气脱也。若此有寒热虚实之不同，举治不可执一而言。谨书数法于后。夫泄，有宜汗解者，经言：春伤于风，夏必飧泄。又云：久风为飧泄。若《保命集》云，用苍术、麻黄、防风之属是也。有宜下而保安者，若长沙言下痢脉滑而数者，有宿食也，当下之。下利已差，至其时复发者，此为下未尽，更下之安，悉用大承汤加减之剂。有宣化而得安者，《格致余论》：夏月患泄，百方不效，视之，久病而神亦瘁，小便少而赤，脉滑而颇弦，格闷食减。因悟此久积所为，积湿成痰留于肺中，宜大肠之不固也。清其源则流自清。以茱萸等作汤，温服一碗许，探喉中，一吐痰半升，如利减半，次早晨饮，吐半升而利止。有以补养而愈者，若《脾胃论》言脉弦、气弱、自汗，四肢发热，大便泄泻，从黄芪建中汤。有宜调和脾湿而得止者，若洁古言曰：四肢懒倦，小便不利，大便走泄，沉困，饮食减少，以白术、芍药、茯苓，加减治之。有宜升举而安者，若《试效方》言胃中湿，脾弱不能运行，食下则为泄，助甲胆风胜以克之，以升阳之药羌活、独活、升麻、防风、炙甘草之属。有宜燥湿而后除者，若《脾胃论》言土湿有余，脉缓，怠惰嗜卧，四肢不收，大便泄泻，从平胃散。有宜寒凉而愈者，若长沙言协热自利者，黄芩汤主之。举其湿热之相宜者，若长沙言，下利，脉迟紧，痛未欲止，当温之；下利心痛，急当救里；下利清白，水液澄澈，可与理中、四逆汤辈。究其利小便之相宜者，河间言湿胜则濡泄，小便不利者，可与五苓散、益元散分导之。以其收敛之相宜者，东垣言寒滑气泄不固，制诃子散涩之。以上诸法，各有所主，宜独利小便而湿动也。岂独病因寒，必待龙骨、石脂紧重燥毒之属涩之？治者又当审择其说，一途取利，约而不博，可乎！